吃对一日三餐 远离阿尔茨海默病

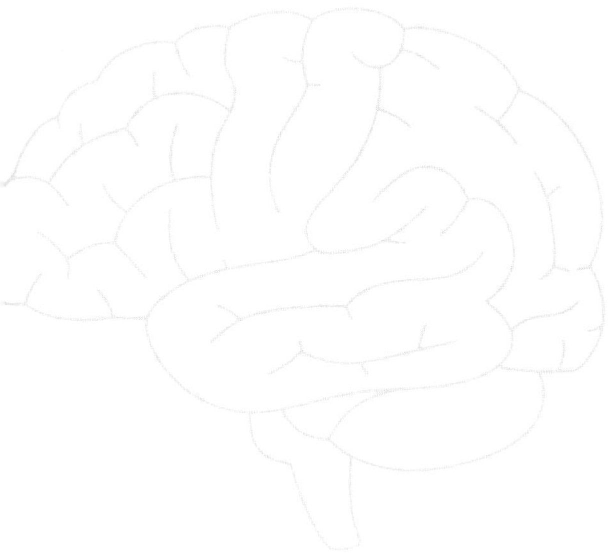

〔日〕山根一彦◎著
杨玉玲◎译

北京科学技术出版社

推荐人

希望这本书能成为你的“大脑食疗教练”，也希望它能成为家庭的防失智指南。无论是关注自己及家人健康的人，还是在为出现认知障碍的人寻找出路的健康从业者，都能从这本书中找到合适的饮食方式。

预防阿尔茨海默病，不该等到出现明显症状时才开始。而最早的介入方式就是改善每天的饮食。吃得对，就是对大脑的最好投资。

——王树岩

中国健康管理协会功能医学分会副会长

就目前国内这方面的出版物来看，我还没有看到哪本书比这本书更好、可读性更强。真心希望青年人也能读一读这本书，因为患阿尔茨海默病的风险可能从三十岁就存在，若任其发展，将给个人、家庭和社会带来不可估量的负面影响。希望每个人读完这本书，都可以主动预防阿尔茨海默病，降低患病风险，避免认知能力的衰退早于行动能力的衰退。

——金锋

肠脑心理学实验室首席科学家

阿尔茨海默病的发生并非一朝一夕，它与多种因素相关，饮食习惯便是其中关键一环。这本书深入浅出地剖析了食物与大脑健康的密切联系，让我们明白，日常的每一餐都可能在无形中影响着大脑的衰老进程。无论你是关注自身健康的中老年人，还是希望为家人守护健康的年轻人，这本书都值得一读。让我们从饮食开始，为大脑筑起一道坚固的防线，远离阿尔茨海默病。

——丁浩

北京整合医学学会功能医学分会副会长，功能医学生活加联合创始人这是一本开启健脑饮食之旅的宝典，揭示了食物与大脑健康的奥秘，提供了实用食谱与饮食策略，助您通过日常饮食降低痴呆风险，守护记忆。

——罗夕夕

医学博士，阿尔茨海默病科研人员（特聘副研究员）

如果你发现自己这几年记忆力减退、反应慢、有痴呆的初期征兆，这本书可能会拯救你，让你的大脑多用 20 年。我们要知道，痴呆的形成需要 20 年，你可能从 30 岁左右出现一些身体变化，如果没有重视，到五六十岁时就可能不幸被痴呆找上门。如果从 30 岁开始改变，就可以大大降低这个风险，可能到 90 岁还能打麻将、写文章。

强烈推荐大家和家人一起看这本书，减少饮食给大脑带来的危害。

——瘦龙

低碳饮食、断食及抗衰科普作者

我们总以为，记忆力衰退是衰老的自然过程。但其实，很多时候它是长期错误饮食的结果。阿尔茨海默病并非毫无征兆，它常常从一日三餐开始，通过胰岛素抵抗、慢性炎症、营养失衡等机制悄悄影响大脑。这本书以严谨的科学依据和通俗易懂的语言，揭示了这一疾病的真相，并提供了普通人也能落地执行的饮食策略。作为一名低碳饮食与营养领域的长期践行者，我相信：通过科学的饮食，我们有机会为大脑赢得更长久的清醒。这本书，是每一位想远离认知衰退的人都该认真阅读的实用指南。

——鸡侠

野兽生活创始人

推荐序

改变命运，从食物开始

在许多人的印象中，阿尔茨海默病是一种与高龄和遗传绑定在一起的疾病。也有人认为它的形成是命运的安排，是“老了就会糊涂”的自然结局。然而，现代医学与营养学正在致力于树立一个全新的观念：认知能力的衰退并非不可避免，错误的生活方式才是沉默的杀手。

有研究显示，阿尔茨海默病的病理变化可能在症状出现前的 20 多年就已悄然发生。而在这段“沉默期”，饮食的选择——你每天是在以食物养护大脑，还是在伤害大脑——正是关键的影响因素之一。

人们常说：“你就是你吃下的食物。”这句话在认知健康领域尤为贴切。大脑重量约占人体总重量的 2%，却消耗了人体近 25% 的营养与能量，它对人体的血糖波动、脂肪摄入、抗氧化物质供应、有毒物质暴露等都异常敏感。错误的饮食方式（吃高糖和精加工食物、摄入大量反式脂肪、未摄入足够的关键营养素）会逐步引发胰岛素抵抗、慢性炎症、线粒体功能障碍——这些正是“孕育”阿尔茨海默病的土壤。

令人欣慰的是，大量研究已证实，通过调整饮食结构，我们不仅可以预防阿尔茨海默病，还可以逆转早期认知衰退的趋势。在本书中，我们希望带你走出“痴呆无药可救”的迷思，获取饮食干预的科学新知。每一口看似平凡的食物，都可能影响你的身体健康。

本书不仅给出了饮食建议，还将带你开启一场全新的认知之旅。你将了解：

- 为什么血糖的波动可能会加速大脑萎缩？
- 哪些饮食方式有助于预防阿尔茨海默病？
- 哪些不良的饮食习惯是在不知不觉中“喂养”大脑中的有毒物质？

我们希望这本书能成为你的“大脑食疗教练”，也希望它能成为家庭的防失智指南。无论是关注自己及家人健康的人，还是在为出现认知障碍的人寻找出路的健康从业者，都能从这本书中找到合适的饮食方式。

预防阿尔茨海默病，不该等到出现明显症状时才开始。而最早的介入方式就是改善每天的饮食。吃得对，就是对大脑的最好投资。

王树岩
中国健康管理协会功能医学分会副会长
北京整合医学学会功能医学分会会长
心血管内科副主任医师
中华医学会健康管理学分会功能医学与抗衰老学组委员

推荐序

仔细读了山根一彦的这本书，我感受颇深。

1906年，德国神经科学家阿洛伊斯·阿尔茨海默发现50多岁的女子奥古斯泰·德特尔表现出记忆力和方向感减退的症状，并伴随偏执和不可预测的行为。在奥古斯泰去世后，阿尔茨海默对她的大脑进行病理解剖分析，发现了淀粉样斑块和神经原纤维缠结以及脑萎缩现象。1910年，阿尔茨海默医生的同事埃米尔·克雷珀林医生将这次解剖的成果进行归纳总结，并将此病命名为阿尔茨海默病。以发现该病的医生的名字命名该病，是对疾病一种非常中性的描述，也是对患者的尊重。

我曾多年从事阿尔茨海默病与基因的相关研究，在2003年开始放弃寻找患者的特定基因以及用“遗传”来恐吓他们后代的做法，转而研究共生微生物、饮食与神经退行性病变的关联，并且论证了阿尔茨海默病和消化系统之间的关系。我们需要思考：为什么在现代社会中，有少数人随着年龄的增长会逐渐出现认知障碍，而大多数人却不会？为什么过去患阿尔茨海默病的人较少，而随着经济的发展，患者人数越来越多？目前，我国已有1000多万阿尔茨海默病患者，预计到2050年，这一数字将突破4000万。

过去，医生通常会告诉家属：“以目前的医学水平，针对该病尚无有效的治疗方法。”然而令人欣慰的是，十多年来，虽然直接的医学治疗手段没有取得突破，但在以共生微生物为基础的“人类第二基因组”研究和肠脑心理学研究中，科学家发现了规律：食物改变肠道微生物，肠道微生物影响消化系统、内分泌系统、免疫系统和神经系统，从而影响人类的行为和认知。因而，“痴呆是不治之症”的说法已成为过去。

作者虽然未提及肠脑心理学和共生微生物研究，但是他看到了饮食对阿尔茨海默病这种“不治之症”的重要影响，实际上这一发现与当前科学家对阿尔茨海默病与肠道微生物之间有关联的看法不谋而合。作者提到，改变生活习惯可使40%的痴呆延缓发生，他依据戴尔·E.布来得森医生的理念——以饮食方法“终结”阿尔茨海默病，并在日本这个世界超级老龄化国家中进行实践，取得了明显进展。

我个人认为每一个成年人都应该读一读这本书。书中提到，这种病会让你逐渐变成一个没有记忆力且行为怪异的人。

一旦你患上这种病，影响的不仅是你自己，还包括每一位关心你、爱你的家庭成员。值得警惕的是，这种疾病的形成与你一生中出现的每一次炎症反应都密切相关，那些看似毫不相干的器官和组织的炎症都在悄无声息地伤害着你的大脑。这绝不是危言耸听。书中提到的食物的烹饪方式、油脂选择和烹饪温度等与这种病密切相关。

作者特别提到了血糖的问题。控制血糖对大脑的益处不言而喻。血糖低了，大脑不工作；血糖高了，大脑会出现各种病变。如果你还不明白糖对大脑的影响，只需记住一点：阿尔茨海默病也被视为“3型糖尿病”。

对于作者在书中提到的各种食物，我有一些不同的看法。首先是如何看待小麦制品和牛奶。作者提到小麦中的麸质可能引发不耐受，但是我们不能本末倒置，实际上是肠漏症的发生在前，而不耐受的症状出现在后。日本是一个水稻大国，种植的麦类相对较少。而中国是一个小麦大国，很少有人可以完全不吃小麦制品。麸质不耐受的产生不是因为吃了小麦制品，而是因为人体缺少足够的膳食纤维及其被消化降解生成的短链脂肪酸，从而诱发了肠漏症，继而出现麸质不耐受。其次，确实有人提出过多喝牛奶会导致阿尔茨海默病、帕金森病以及癌症高发、早发的观点，奶牛因此蒙受了很多不白之冤。但不久，人们又发现没有吃过不安全饲料、没有用过抗生素的奶牛的奶是相对安全的。最后，对于鱼和海生植物，我也想补充一点看法。很多研究证明了食用它们的益处，但也有相反的结论。这些食物的安全性和营养属性，取决于生产加工方式、人工养殖方式以及海水环境，而非食物本身。

读者可以仔细阅读本书，自己寻找答案。就目前国内这方面的出版物来看，我还没有看到哪本书比这本书更好、可读性更强。真心希望青年人也能读一读这本书，因为患阿尔茨海默病的风险可能从三十岁就存在，若任其发展，将给个人、家庭和社会带来不可估量的负面影响。希望每个人读完这本书，都可以主动预防阿尔茨海默病，降低患病风险，避免认知能力的衰退早于行动能力的衰退。

金　锋

东京大学人类学博士

中国科学院心理研究所研究员

肠脑心理学实验室首席科学家

推荐序

阿尔茨海默病仿佛成了许多人逃不过的宿命。我亲眼见过，很多老人到最后连最亲近的人都认不出——就像那句让人揪心的话“世界上最远的距离，是我站在你面前，你却不认识我”。

好消息是，现在越来越多的研究发现，痴呆并非不可战胜。我从 2016 年开始写科普文章，我的很多用户和粉丝给我反馈，通过饮食改变，自己或家人的痴呆问题大大缓解，甚至有所逆转。

如果你发现自己这几年记忆力减退、反应慢、有痴呆的初期征兆，这本书可能会拯救你，让你的大脑多用 20 年。我们要知道，痴呆的形成需要 20 年，你可能从 30 岁左右出现一些身体变化，如果没有重视，到五六十岁时就可能不幸被痴呆找上门。如果从 30 岁开始改变，就可以大大降低这个风险，可能到 90 岁还能打麻将、写文章。

书里讲到，导致大脑危机的三个因素：炎症、有毒物质和营养缺乏。炎症和高血糖状态、高热量饮食、高麸质饮食、富含 ω-6 的植物油摄入等都有关系。我们常吃的食物也有可能提高患痴呆的风险。好消息是，还有很多食物可以改善痴呆症状，比如牛肉、猪肉、鸡肉、鸡蛋、蓝莓、大蒜、西蓝花等。

强烈推荐大家和家人一起看这本书，减少饮食给大脑带来的危害。

瘦龙
低碳饮食、断食及抗衰科普作者

你家的冰箱有没有成为『诱发痴呆的温床』？

若要实施能够预防痴呆和改善其症状的饮食法，其大前提是把冰箱整理到正确的状态，这非常重要。事实上，冰箱的情况是评估患痴呆风险或病情进展的绝佳切入点。

打开冰箱的那一瞬间，有没有东西掉出来？

冰箱里有没有难闻的气味？

冰箱里是不是有很多没吃完、没喝完的东西？

冰箱里的蔬菜有没有蔫儿？

你是不是想着“冷冻起来以后吃”，所以什么东西都往冰箱里塞？

如果你打开冰箱后反应是

“啊？以前不是这样的啊！”，

那么请马上开始整理冰箱吧。

把日常生活中必不可少的冰箱从乱糟糟的样子收拾成让自己心情愉悦的样子，有助于调动你实施最佳饮食法的积极性。

顺便说一下，一些关于大脑功能和整理之间关系的研究表明，整理有助于改善人们的注意力和信息处理能力。

我将在下一页以小测试的形式介绍检查冰箱的要点。

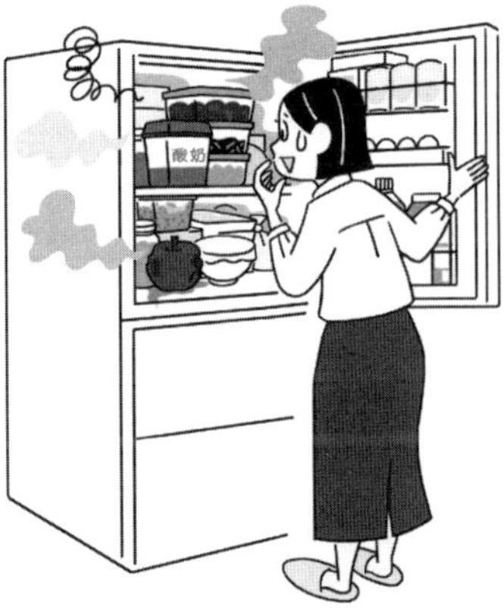

患痴呆的风险一查便知！

冰箱检查清单

在符合你家冰箱情况的选项前的方框里打“√”。

☐ 冰箱里不干净，能看到污渍。

☐ 冰箱里有难闻的气味。

☐ 冰箱里的东西层层叠叠，想取的东西很难取出来。

☐ 没办法一眼看到冰箱最里面放的是什么。

☐ 东西在冰箱里随意放置，摆放毫无规则可言。

☐ 冰箱里放着很多同样的食物。

☐ 冰箱里放着过期或者保质期不明的食物。

☐ 冰箱里总是有吃了一半或喝了一半的东西。

☐ 冰箱里的蔬菜已经蔫儿了。

☐ 冰箱里放着有可能吃坏肚子的食物。

☐ 冰箱里有盖子没盖好的瓶子或罐子（如调料瓶等）。

☐ 冰箱带有制冰机（保持制冰机干净实际上非常难）。

☐ 想着“冷冻起来以后吃”，什么东西都往冰箱里塞。

☐ 冰箱门上贴满了即时贴，并且经常掉下来；或者你无法很快找到想找的即时贴。

☐ 从来不清扫冰箱上面，以及冰箱与地板、墙壁之间的缝隙里的灰尘。

结果分析见下一页。

结果分析

8 个及以上“√”

你的大脑认知功能有可能已经下降。冰箱中飘浮的有毒物质对大脑的损伤令人担忧。先整理一下冰箱，努力将“√”的数量减少至 7 个及以下吧。

5~7 个“√”

每次打开乱糟糟的冰箱都会产生焦虑、烦躁等心理压力，这些压力可能慢慢就会对你的大脑造成不好的影响。整理一下冰箱，让“√”的数量减少至 4 个及以下吧。

4 个及以下“√”

目前你的大脑认知功能应该没什么大问题。请给大脑良好的刺激，进一步减少“√”的数量。

目　录

引　言 / 001

第 1 章　最前沿！痴呆研究的最新信息 / 011

“痴呆是不治之症”的说法已成为过去 / 012

痴呆的形成需要 20 多年的时间 / 015

改变饮食方式，远离痴呆的三大诱因 / 019

炎症①　任何部位的炎症都会影响大脑 / 023

炎症②　高血糖与痴呆有着千丝万缕的联系 / 025

炎症③　使血糖升高的食物不只有甜食 / 030

炎症④　相互影响的大脑和肠道 / 032

炎症⑤　同型半胱氨酸浓度高很危险 / 037

有毒物质①　攻击大脑的三种有毒物质 / 039

有毒物质②　通过饮食提高排毒能力 / 044

营养缺乏①　大脑所需的三类营养 / 047
营养缺乏②　维生素和矿物质也是大脑的必需品 / 050
自己掌握正确饮食方式，预防痴呆 / 053

第 2 章　应尽量避免的食物以及采取的相关对策 / 055

不宜食用的食物①　小麦制品
——虽然好吃，但对大脑有潜在不良影响 / 056
不宜食用的食物②　含反式脂肪酸的油脂
——“危害大脑的油脂”的典型代表 / 061
不宜食用的食物③　牛奶
——要想预防痴呆，“每天喝牛奶”是错误的 / 066
不宜食用的食物④　油炸食品
——薯片是尤其要避开的 / 071
不宜食用的食物⑤　加工肉制品
——着色剂对大脑的影响令人担忧 / 074
不宜食用的食物⑥　金枪鱼
——警惕可诱发痴呆的有毒物质：汞 / 077
不宜食用的食物⑦　羊栖菜
——一种砷含量令人担忧的海藻 / 079
不宜食用的食物⑧　高GI值、高GL值的食物
——会让血糖迅速升高 / 081

不宜食用的食物⑨　太甜的水果
——如何选择水果 / 084

不宜食用的食物⑩　酒
——喝得越多，大脑萎缩得就越厉害 / 087

不宜食用的食物⑪　人工甜味剂
——比普通砂糖的危害还大 / 089

不宜食用的食物⑫　果葡糖浆
——液态糖并不健康 / 092

第 3 章　每日宜吃食物的选购和食用指南 / 095

适宜食用的食物①　水
——最该优先摄入，但往往摄入不足 / 096

适宜食用的食物②　西蓝花
——异硫氰酸盐很强大 / 101

适宜食用的食物③　韭菜
——具有抗氧化功能，还能抑制幽门螺杆菌的滋生 / 106

适宜食用的食物④　大蒜
——不仅可以消除疲劳，而且对大脑也有好处 / 109

适宜食用的食物⑤　菌菇类
——使人出现轻度认知障碍的风险减半 / 111

适宜食用的食物⑥　秋刀鱼
——含有能保护大脑的优质脂肪 / 114

适宜食用的食物⑦　牛肉、猪肉、鸡肉
——优质蛋白质是大脑所必需的 / 117

适宜食用的食物⑧　贝类
——含有有益人体的牛磺酸成分，是人体容易缺乏的锌的来源 / 120

适宜食用的食物⑨　鸡蛋
——脑细胞膜和脑内神经递质的构成材料 / 122

适宜食用的食物⑩　纳豆
——还可预防血管性痴呆 / 125

适宜食用的食物⑪　浆果类和柑橘类水果
——防止大脑被氧化 / 128

适宜食用的食物⑫　绿茶
——放松大脑，减轻压力 / 131

适宜食用的食物⑬　柠檬汁
——持续补充维生素C的首选 / 133

适宜食用的食物⑭　烤红薯
——很甜，但食用方法得当，它就不会升糖 / 136

第 4 章　保护大脑的饮食原则和烹饪原则 / 139

吃得过多会引发各种疾病，而不仅仅是痴呆 / 140

要多吃各种蔬菜 / 142

五官并用，细品食物 / 145

细嚼慢咽不仅能防止进食过量，还能增加大脑的血流量 / 147

选择低温烹饪，隔水加热尤佳 / 149

加热烹饪用油，选橄榄油就好 / 152

碳水化合物要与蛋白质、脂肪一起摄入 / 154

改变进食顺序可降低患痴呆的风险 / 157

虽然是糖，但抗性淀粉却很神奇 / 160

以黄金配比摄入碳水化合物、脂肪和蛋白质 / 163

每天喝一碗骨汤很有好处 / 167

每天合理安排用餐时间 / 170

每天称体重，了解自己的BMI / 173

结　语 / 175

引　言

“尚无有效的治疗方法”就像判了死刑一样

因为奶奶的经历，我决心投身于痴呆预防事业。

我觉得自己就是人们常说的那种“奶奶的孩子”。话虽如此，但我和奶奶其实并不住在一起。我家和奶奶家离得很远，我们见面的次数也有限。

也正因如此，每次我去看奶奶，她都会高兴得流眼泪，并拿出很多我喜欢吃的东西给我吃。奶奶就是我最坚实的后盾。

对我无比重要的奶奶在 80 岁时患上了阿尔茨海默病。那年我 20 岁。

之所以注意到奶奶的异常，是因为我觉察到了和奶奶住在一起的爷爷的异常。爷爷是一个博学多才、热爱学习的人。如此热爱学习的爷爷，有一天却对我说：“现在懒得思考了。”

我想：“这是为什么呢？”结果发现爷爷的变化是由奶奶的变化引起的。以前，爷爷和奶奶两个人总是有一搭没一搭地聊天，相处得很融洽。但不知道从什么时候起，奶奶开始重复说同样的话。爷爷刚开始也会说“刚才不是说过了吗？”，但随着这种事发生的次数越来越多，爷爷放弃了和奶奶交流。

好不容易有了些思考心得或者学到了什么新知识，结果不能跟一起生活的伴侣分享，思考这件事自然就变得无聊起来。

当时，我正沉浸于细胞激活方面的研究，多少了解一些大脑方面的专业知识。

听爷爷那么说，我心想“这下糟了”，于是说服半信半疑的父母，连哄带骗地把不爱去医院的奶奶带到了医院。

我的预感是对的。医生给奶奶做出的诊断是，她患上了阿尔茨海默病，并说“以目前的医学水平，该病尚无有效的治疗方法”。

不管患了多么严重的疾病，只要有治疗方法，患者就能鼓起勇气与病魔抗争。但如果被告知“尚无有效的治疗方法”，这对患者来说无疑是沉重的打击，几乎不亚于被判了死刑。我们原本是怀着希望带奶奶去医院的，希望医生能够帮助奶奶恢复健康，结果却让我们陷入深深的绝望。

幸运也好，不幸也罢，依照妈妈的意思，我们没有把奶奶的病情告诉她本人。但是，奶奶的病情日渐恶化，最终她被送进了护理机构。

彼时正值新冠疫情肆虐，我们甚至都无法去护理机构看望奶奶。最终，奶奶在护理机构去世了。

痴呆会剥夺患者的尊严，还会让患者失去一辈子的记忆。

“没有比这更让人难过的疾病了……”因为这个想法，我决定毕生致力于痴呆的预防工作。

每两个老年人中就有一个存在认知功能问题

日本是全球痴呆发病率最高的国家之一。2012 年，日本厚生劳动省的调查显示，日本大约有 462 万名患痴呆的老年人，并预计 2025 年这个数字将增加到 700 万以上。也就是说，2025 年日本差不多**每五个老年人中就有一个痴呆患者。**

而且，这只是确诊的人数，实际上还有一些可以被称为“痴呆预备军”的人。也就是说，这些人的记忆力、注意力等认知功能有所下降，但他们的日常生活尚未受到严重影响，他们属于出现轻度认知障碍（MCI）人群。

也许还有一些人没有意识到自己患有痴呆或者轻度认知障碍。如此想来，我们或许将迎来一个每两个老年人中就有一个存在认知功能问题的时代！我认为这么说也不算夸张。

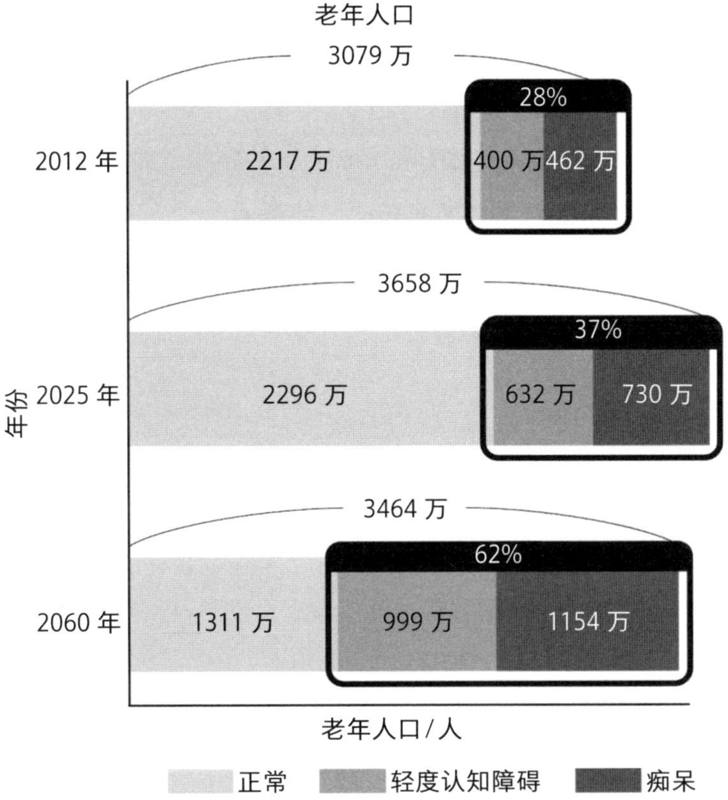

越来越多的患痴呆和出现轻度认知障碍的人

据统计，到 2060 年，在日本 65 岁以上的老年人中 60% 以上会患痴呆或者出现轻度认知障碍

资料来源：日本厚生劳动省《认知症*施策现状》（2014 年 11 月 19 日版）、内阁府《高龄社会白皮书》（2017 年版和 2020 年版）

---

* 痴呆在日本被称为“认知症”。——编者注

应对痴呆，主要就是应对阿尔茨海默病

痴呆主要有四大类型：阿尔茨海默病类型的痴呆、血管性痴呆、路易体痴呆和额颞叶痴呆。

30 多年前，像脑卒中这样的由脑血管病变导致的血管性痴呆患者在痴呆患者中占比最大。而如今，阿尔茨海默病患者已经占了痴呆患者的 70%。

日本是痴呆发病率最高的国家之一，如何应对阿尔茨海默病这种类型的痴呆是其面临的紧迫课题。**如果你“无论如何都不想患上痴呆”，那么应该着手进行阿尔茨海默病的预防。**

本书也将着重讨论阿尔茨海默病，在此后的叙述中，提到“痴呆”时通常指的都是阿尔茨海默病。

阿尔茨海默病患者的大脑中沉积着一种名为“β-淀粉样蛋白”的物质。如果把阿尔茨海默病比作实体瘤，那么 β-淀粉样蛋白大量沉积的部位就是原发病灶。如果是肿瘤的话，手术切除病灶就有望治愈。但是，大脑（除去水分）的约 60% 是脂肪，40% 是蛋白质，它是一个质地偏硬的豆腐状器官。因此，无法对大脑进

行切除、缝合等手术操作。

药物治疗呢？在日本，仑卡奈单抗（Leqembi，中文商品名为乐意保）在2023年底获批成为用于临床治疗阿尔茨海默病的药物。然而，这种药物最多只能延缓病情发展，而不能治愈阿尔茨海默病。

那么，我们是不是只能乖乖认输呢？不，开什么玩笑！

一种被寄予厚望的革命性治疗方法

目前，我担任日本认知症协会的会长，致力于帮助高风险人群预防痴呆，以及帮助患者对抗痴呆。

具体来说，我们的工作就是根据痴呆研究领域的权威人士戴尔·E. 布来得森博士提出的痴呆治疗方法——ReCODE法（逆转认知衰退方法，Re是指reverse，意为“逆转”；CO是指cognitive，意为“认知”；DE是指decline，意为“衰退”），为人们提供生活习惯方面的建议。

近年来，ReCODE法因其“有可能在痴呆治疗领域

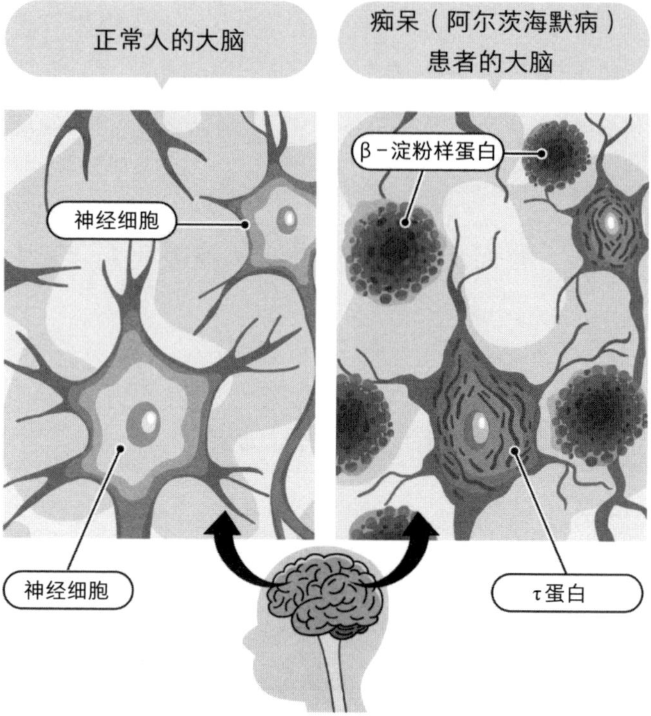

β-淀粉样蛋白大量沉积会导致神经细胞退化，大脑萎缩

如果β-淀粉样蛋白在大脑神经细胞周围积聚，神经细胞内部的τ蛋白就会发生异常改变，损伤神经细胞。随着神经细胞受损严重，大脑逐渐萎缩，患者先是出现轻度认知障碍，之后逐渐发展成痴呆

引发革命”而备受关注。我也对这一方法充满信心，并尽可能运用我所掌握的全部知识和经验，应对来自日本各地的各种咨询。

著名医学杂志《柳叶刀》（*The Lancet*）上刊登的一篇论文指出，改变生活习惯可使40%的痴呆延缓发生。事实上，许多咨询者在采纳了我给出的生活方式方面的建议后，成功改善了自己及家人的认知功能，甚至遏制了痴呆的进展。

ReCODE法从饮食、运动、睡眠、压力管理、脑力训练等多个方面来治疗痴呆。**在这几个方面中，我认为饮食尤其重要。本书将详细阐释这一点。饮食法的优点之一是在日常生活中很容易实施，不受生活方式或年龄的限制。**当然，饮食法的效果因人而异，并且我们不可能完全避免易引发痴呆的食物和饮食方式。但“尽可能避免”应该是可以做到的。让我们从力所能及的事情做起，找到适合自己的食物和饮食方式吧。

我在撰写本书时，参考了日本国内外的诸多研究成果，尽可能详尽地介绍了预防痴呆和改善其症状的理念和方法。

我们很快将迎来一个“百岁时代”。在前人的不懈努力下我们才走到现在，我们绝不能输给痴呆。

我们有战胜痴呆的方法。**如今，痴呆已经可以通过日常保健来预防，甚至得以改善。**让我们通过这本书来一起学习吧。

本书中“不宜食用的食物”指的是作者认为为预防痴呆和改善其症状应尽量避免食用的食物；“适宜食用的食物”指的是为预防痴呆和改善其症状应该积极摄入的食物。此外，本书中的观点是作者基于当前的各种研究成果总结出来的。

第1章

最前沿！痴呆研究的最新信息

“痴呆是不治之症”的说法已成为过去

长期以来，医学界普遍认为“痴呆无药可治”，我奶奶的情况就是一个典型例子。

一个人无论在事业上取得多大成功，拥有多少财富，受到多少人尊敬和爱戴，在患上痴呆后，往往难逃悲惨结局。

一个人倘若罹患癌症，即使不幸未能康复，他也可以在生前与家人和朋友聊聊往事，向照顾过他的人表示感谢，按照自己的意愿走向生命的终点。然而一个人患上痴呆的话，他往往再也无法回顾自己的一生，直至去世，给身边人留下诸多遗憾。

当然，痴呆患者本人并不希望发生这种情况，但他无能为力。

此时此刻，肯定有许多痴呆患者正抱着一线希望去医疗机构就诊，然而，他们中的大多数人会得到“治不了”的无情回复。

好在这种长期以来令人绝望的局面目前迎来了一线转机。我们已经知道，**痴呆是可以预防的，改善痴呆的症状也并非痴人说梦。**

其中一个原因就是新药的问世。

日本卫材公司与美国一家制药公司共同研发的仑卡奈单抗，继在美国投入临床治疗后，2023 年末也开始在日本临床上使用。仑卡奈单抗针对的正是痴呆中的阿尔茨海默病，也就是本书中着重讨论的一种痴呆。

虽然这种药物的效果仍然有限，但它有一个非常重要的特点：不是针对阿尔茨海默病的症状，而是作用于阿尔茨海默病的致病因子。

可以说，研发出直接作用于致病因子的药物意味着阿尔茨海默病的发病机制已基本明了。

阿尔茨海默病的主要病因是大脑中 β-淀粉样蛋白的大量沉积。β-淀粉样蛋白会损伤大脑的神经细胞，甚至致其死亡，进而让大脑萎缩。

仑卡奈单抗能够清除大脑中沉积的β-淀粉样蛋白，对阿尔茨海默病有一定的治疗效果。

不过，这种药物仅适用于轻度认知障碍患者和阿尔茨海默病早期患者，对重症患者无效，也无法根治阿尔茨海默病。

正是由于已经清楚了阿尔茨海默病的发病机制，我们才知道该如何去预防它。

一味地惧怕痴呆的日子已经一去不复返了。

要点

要想远离痴呆，关键是不让β-淀粉样蛋白在大脑中沉积。

痴呆的形成需要 20 多年的时间

目前，仑卡奈单抗仅适用于出现轻度认知障碍的人和阿尔茨海默病早期患者，之所以会有这样的限制，是有原因的。

这是因为，导致痴呆的病理变化早在症状出现之前的 20 多年就已经开始了。

除少数青壮年患者外，多数情况下，痴呆的症状要到人步入老年以后才会出现。

但现在我们已经知道，其实在患者 40 多岁甚至 30 多岁时，β-淀粉样蛋白就已经开始在大脑中沉积了。在重症患者的大脑中，β-淀粉样蛋白在 20 多年的时间里沉积量相当大。

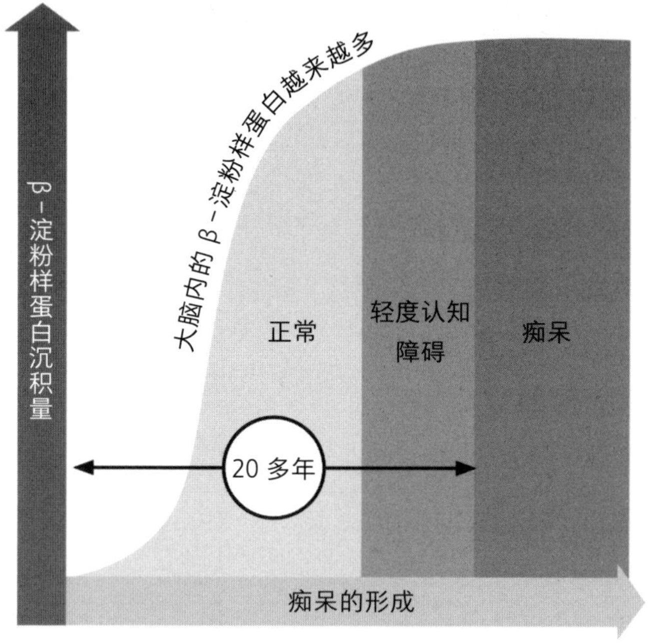

β-淀粉样蛋白沉积示意图

有研究表明，痴呆的形成需要20多年的时间。一个人如果出现轻度认知障碍，那么改变生活习惯不仅可以避免其患上痴呆，还可能使大脑恢复到正常状态在这种情况下，仑卡奈单抗无论如何发挥功效，都没有办法将 β-淀粉样蛋白清除至能显著改善人的认知功能的程度。

然而，我们不妨思考一下：如果痴呆是一种由 β-淀粉样蛋白在 20 多年间沉积所导致的疾病，那么在这漫长的岁月里，我们如果改变生活习惯，或许就能大大减小发病的可能性。

你觉得呢？而这也正是本书的目的所在。

不管你是 40 多岁、50 多岁、60 多岁，甚至 70 多岁，只要从现在开始改变生活习惯，就能大大降低患痴呆的风险——多少岁开始都不晚。

即使是那些被诊断出轻度认知障碍或阿尔茨海默病早期的人，仍然有望改善症状。

痴呆和生活习惯关系的研究引起了全世界的关注，著名医学杂志《柳叶刀》上就曾发表过两篇值得关注的文章。文章指出，吸烟、运动等许多因素都与痴呆有关。但我认为，饮食是所有因素中最重要的！

你的身体状况取决于你所吃的食物。当然，大脑也是如此。不仅仅是吃什么，怎么吃也很重要。本书将帮助你重新审视自己的饮食方式，一起战胜痴呆吧。

要点

从现在开始调整饮食习惯，或许就能避免20年后的悲剧。

改变饮食方式，远离痴呆的三大诱因

前面我提到痴呆主要有四大类型，除阿尔茨海默病外，其他三种类型本书基本没有涉及。但在这里我要简单介绍一下，以免混淆。

血管性痴呆是一种由脑梗死或脑出血等导致的痴呆。

路易体痴呆是由一种异常蛋白质的聚集体——路易体在大脑中沉积引起的。

额颞叶痴呆则是由额前叶和颞叶前部萎缩所导致的痴呆。

阿尔茨海默病是由β-淀粉样蛋白长期大量沉积引起的，大脑在其影响下会逐渐萎缩。

事实上，研究人员在对去世的阿尔茨海默病患者的

大脑进行解剖后发现，β-淀粉样蛋白沉积的地方会形成褐色的斑块。这些斑块被叫作“老年斑”，是导致脑萎缩的主要原因。

之所以说是“主要原因”，是因为还可能存在β-淀粉样蛋白沉积以外的原因。一个依据是，有些人即使生前没有患阿尔茨海默病，研究人员在他们去世后也在其大脑中发现了大量老年斑。

然而，由于新药仑卡奈单抗通过清除大脑中沉积的β-淀粉样蛋白，已经显示出延缓阿尔茨海默病进程的效果。因此，尽量避免β-淀粉样蛋白沉积无疑将有助于预防阿尔茨海默病。

β-淀粉样蛋白是每个人身体里都有的一种蛋白质，它本身无害，只有在大脑中大量沉积才会导致阿尔茨海默病。

出人意料的是，它在大脑中沉积，正是它为保护大脑而战的结果。

让我来解释一下这是怎么回事。

当有可能对大脑产生不良影响的物质出现时，β-淀粉样蛋白就会聚集起来并与之对抗。这种“战斗”只是偶尔发生的话没有问题，但如果过于频繁，β-淀粉样蛋白就会过量产生。而过量积聚的β-淀粉样蛋白反过来又会攻击大脑神经细胞，从而引发阿尔茨海默病。

也就是说，要想预防阿尔茨海默病，从一开始就要远离生活中那些会引发“大脑危机”的因素，正是这些因素使β-淀粉样蛋白变得“活跃”。

引发“大脑危机”的因素主要有三个：炎症、有毒物质和营养缺乏。

如前所述，痴呆患者大脑中β-淀粉样蛋白会缓慢沉积20多年。所以，重要的是要尽可能避免其沉积。也就是说，要消除炎症，远离有毒物质，避免营养缺乏，以防止β-淀粉样蛋白过量产生。

要做到这三点，最直接的方法就是改变饮食方式。了解正确的饮食规则，并从力所能及的事情做起。

鉴于饮食规则有很多，与其从一开始就试图遵循所有规则，倒不如先从遵循自己能够接受的规则做起，使其逐渐成为自己的习惯。

预防痴呆和改善其症状的饮食规则，主要可以归纳为以下三点。

首先要确定“什么不能吃”（不宜食用的食物），其次要知道“什么能吃”（适宜食用的食物），最后要清楚“应该怎么吃”。

此外，作为遵循正确饮食规则的大前提，把冰箱整理到正确的状态也非常重要。

事实上，冰箱的情况是评估患痴呆风险或病情进展的绝佳切入点。请根据前面的“冰箱检查清单”，时不时地检查一下自己家的冰箱。

具体的饮食规则我将从第 2 章开始介绍，本章我将详细解释为什么炎症、有毒物质和营养缺乏会引发“大脑危机”。

想长期以积极的态度践行饮食规则，就必须深刻理解为什么这些规则能够有效预防痴呆和改善其症状。

其中有些内容可能看起来有些难，但读了之后你一定会产生改变饮食方式的动力。请耐心读完。

要点

引发痴呆的三大因素是炎症、有毒物质和营养缺乏。

炎症①

任何部位的炎症都会影响大脑

肠胃炎、牙龈炎、关节炎、支气管炎……这些都是炎症，每个人都或多或少得过炎症。即便尚未被明确诊断出具体疾病，身体出现发热、疼痛或肿胀等症状也意味着体内出现了炎症。即便你感觉一切正常，身体里也可能正在发生各种炎症反应。

炎症是免疫系统把进入人体的外来物质视为敌人并发起攻击引起的。如果摔倒后出现擦伤，细菌就会从伤口侵入人体。伤口可能会肿胀或化脓，这是免疫系统正在与细菌“战斗”的表现。感染病毒后出现高热也是因为免疫系统正在抗击病毒。

如果炎症频繁出现，为了保护大脑，β-淀粉样蛋

白就会过量产生，并逐渐在大脑中沉积。

有一点不能忽视：大脑是身体的指挥中心，一切都与之相连。即便是脚趾上的轻微炎症，如果持续时间过长，也会导致大脑中β-淀粉样蛋白逐渐沉积。

然而，人在日常生活中不可能没有一点儿炎症。因此，**平时食用具有抗炎效果的食物非常重要。**

要点

即便是脚趾上的轻微炎症，也可能导致β-淀粉样蛋白逐渐沉积。

炎症②

高血糖与痴呆有着千丝万缕的联系

谈到痴呆和炎症，就不可避免地会提到痴呆与糖尿病这种以高血糖为特征的疾病之间的关系。这两种疾病密切相关，甚至有“阿尔茨海默病是大脑的糖尿病”这种说法。**据医学杂志《神经病学》(*Neurology*)报道，糖尿病患者患痴呆的风险是普通人的2倍。**

即使一个人没有患糖尿病，食用导致血糖升高的食物也会增加他患痴呆的风险。这是因为血糖升高会导致炎症。

血糖是表示血液中葡萄糖浓度的数值（如果某人这一数值高于特定临界值，他就很可能被诊断为糖尿病）。

如果一个人血糖偏高，即血液中葡萄糖浓度过高时，会出现什么情况呢?

葡萄糖具有能与蛋白质相结合的特性。它们结合后，最终会生成有害物质——晚期糖基化终末产物（AGEs）。我们的肌肉、内脏器官、血管和皮肤等大多是由蛋白质构成的，因此如果血糖持续偏高，AGEs就会出现在身体的各个部位。

AGEs是一种会加速衰老的有害物质，会损伤全身血管，并引发炎症。例如，AGEs沉积在血管内壁上会导致动脉硬化；AGEs在皮肤上沉积会形成色斑。这些现象本质上都属于炎症反应。

AGEs引起的炎症会在没有疼痛等明显症状的情况下蔓延至全身，并使得β-淀粉样蛋白在大脑中不断沉积。**沉积在大脑中的β-淀粉样蛋白会形成名为“老年斑”的斑块。有报告显示，有老年斑的老年人体内的AGEs含量比健康老年人高3倍。**

要想预防痴呆，第一要务就是避免食用会让血糖异常升高的食物。

我们的身体很神奇，当血液中的葡萄糖增多时，胰腺会分泌一种叫作“胰岛素”的激素来处理多余的葡萄糖，以避免人体内的血糖过高。只要胰岛素正常分泌且发挥作用，我们就不会患糖尿病。

但是，如果血液中的葡萄糖长期过剩，胰腺就必须分泌大量胰岛素来不停地工作。长此以往，胰岛素的作用会逐渐减弱，身体会出现对胰岛素的敏感性降低的情况，即医学上所称的“胰岛素抵抗”。

事实上，胰岛素不仅能降低血糖，还在大脑中发挥着重要作用。它在能量代谢调节、记忆和学习能力提升，以及神经细胞的生成、维持和修复方面，都扮演着至关重要的角色。

当身体出现胰岛素抵抗时，胰岛素在大脑中的作用也会大打折扣，最终导致神经细胞数量减少。

东京大学研究生院的一份报告显示，胰岛素敏感性降低会减缓大脑中β-淀粉样蛋白被清除的速度，进而导致β-淀粉样蛋白的沉积增加。

血糖过高和胰岛素分泌过多会增加人们患痴呆的风险，这背后还有一个原因。

胰岛素最终会被一种名为“胰岛素降解酶”（IDE）的酶降解。当身体摄入大量糖导致血糖升高时，胰岛素也会随之大量分泌，相应地就需要更多的IDE来降解胰岛素。

接下来的这一点很重要，那就是降解β-淀粉样蛋白的酶同样也是IDE。当大脑中β-淀粉样蛋白开始积聚时，只要IDE将其快速降解就没问题。**然而，如果胰岛素大量分泌，IDE就会忙于降解胰岛素，而忽视了对β-淀粉样蛋白的降解。**最终，大脑中沉积的β-淀粉样蛋白增多，人们患痴呆的风险增加了。

这就是为什么说高血糖是诱发痴呆的重大风险因素！

要点

高血糖不仅会引起全身炎症，还会减缓大脑中β-淀粉样蛋白的降解速度。

高血糖导致痴呆的三大理由

理由①

产生炎症

人在高血糖状态下，细小血管中的血液流通不畅，容易引发感染、炎症。同时，血液中的葡萄糖过多会导致AGEs这一有害物质产生，引发全身炎症。

理由②

减弱胰岛素的作用

高血糖使得胰岛素作用减弱，导致胰岛素在大脑中发挥的作用也受到影响。这样一来，神经细胞的维持和修复无法正常进行，从而加快β-淀粉样蛋白的沉积。

理由③

导致β-淀粉样蛋白无法被降解

降解胰岛素和β-淀粉样蛋白的都是IDE。如果高血糖导致胰岛素分泌过多，需要降解的胰岛素额外增加了多少，就有相应的β-淀粉样蛋白因IDE被占用而无法降解。

炎症③

使血糖升高的食物不只有甜食

这里介绍一下饮食与血糖的基本知识。

使血糖升高从而诱发痴呆的典型物质是糖。从字面上看，糖很容易让人联想到甜食或饮料，但它的来源远不止这些。我们摄入的碳水化合物其实也是糖，碳水化合物通常来自面包、面条等小麦制品，还来自日本人非常喜欢的大米、米饼、薯类等。

从升高血糖和患痴呆的风险来看，吃这些东西和吃甜食没什么区别。

在糖中，淀粉是一种多糖，砂糖是一种双糖。不管是多糖还是双糖，经人咀嚼消化后，最终都会被分解成葡萄糖（单糖），使人的血糖升高。

其中，小麦制品是风险较高的食物。

你可能还见过打着“健脑”这类宣传口号的、添加了葡萄糖的糕点吧。的确，葡萄糖是大脑的能量来源。但是，正如前面所说的，若人体内的葡萄糖长期过剩，β-淀粉样蛋白的沉积就会加速，进而增加人患痴呆的风险。

要点

导致高血糖并诱发痴呆的并不一定都是甜食。

炎症④

相互影响的大脑和肠道

对大脑造成不良影响的炎症可能出现在我们身体的任何部位，但肠道炎症尤其要引起重视。肠道极易因饮食不当而出现问题。倘若我们对饮食长期不重视，肠道问题便可能进一步发展，甚至引发痴呆。

你听说过“肠漏症”吗？这是肠黏膜上出现微小孔隙的一种病变。肠黏膜的作用原本是吸收人体所需的营养物质，并屏蔽不需要的物质。但当日常饮食导致肠道环境紊乱时，肠黏膜上就会出现微小的孔隙，原本不该进入体内的异物就会通过血液进入人体。

如果这些物质进入人体，免疫系统就会启动，引发炎症反应。**这样不仅会使人体长期处于慢性炎症状态，**

有毒物质还会被输送到大脑，进一步加速β-淀粉样蛋白的产生和积聚。

破坏肠黏膜并导致肠漏症的典型物质是麸质。它是一种存在于小麦等谷物中的蛋白质。除麸质外，乳制品、含有多种添加剂的加工食品、过量的酒精或咖啡也可能导致肠漏症。

对维持肠道环境而言，肠道细菌是不可或缺的。肠道细菌主要有益生菌、有害菌和机会致病菌三大类。

要想改善肠道环境，就必须保证益生菌多于有害菌，并且尽可能保持益生菌的多样性。**研究表明，痴呆患者肠道内的细菌种类较少，益生菌在肠道细菌中所占的比例也较低。**

肠道内的益生菌的数量会随着人年龄的增长而减少，因此当人到了阿尔茨海默病的高发年龄时，适量补充益生菌，同时消灭有害菌就显得尤为重要。

只是，益生菌很难在肠道中定植。建议常吃富含益生菌的味噌、纳豆等发酵食物，同时摄入能“喂养”益生菌的食物。蘑菇中的膳食纤维和洋葱、牛蒡中的低聚糖都可以“喂养”益生菌。

三种肠道细菌

- **益生菌**

帮助消化和吸收，增强免疫功能，有助于保持健康，延缓衰老。典型代表是双歧杆菌和乳酸菌。

- **有害菌**

会产生气体和致癌物质，给人体造成不良影响，如产气荚膜梭菌、金黄色葡萄球菌和致病性大肠杆菌等。

- **机会致病菌**

在健康人体内无害，但在人身体虚弱时就会变成有害菌，如拟杆菌、原本无害的大肠杆菌和链球菌等。

另外，饮酒、压力和不均衡的饮食等会导致肠道内有害菌的比例增加，人工甜味剂、添加剂和药物（特别是抗生素）也会导致肠道内有害菌的比例增加，应尽量避免摄入这些物质。

与此同时，必须减少肠道中已经滋生的有害菌。摄入膳食纤维可以做到这一点。研究表明，每天摄入24克以上的膳食纤维就能减少有害菌。

要想摄入24克膳食纤维，举例来说，需要吃将近500克西蓝花或1300克卷心菜，可见需要吃相当大的量才行。因此，我们要比以往更有意识地增加蔬菜的摄入量。

此外，不建议依靠酸奶或乳酸菌饮料来补充益生菌。因为乳制品可能存在一些健康隐患，而且乳酸菌饮料有时可能会添加果葡糖浆等损伤大脑的物质。

虽然有点儿偏离炎症的主题，但关于大脑与肠道的关系，还有一件事需要特别说明：大脑和肠道之间存在着一种被称为“脑–肠轴”的深层关系。**大脑和肠道通过神经直接相连，并且相互影响（“脑–肠轴”这一概念目前正逐渐被“脑–肠–肠道菌群轴”取代）。**

许多人都有过这样的体验：在紧张、焦虑时，会突然出现腹痛的症状，只能匆匆跑进厕所。这是因为大脑会将感受到的压力信号传递给肠道。来自大脑的压力传到肠道后会引起腹痛，腹痛又将信号传到大脑，转化成压力，然后腹痛就更严重了……这就形成了恶性循环。

如果这种情况只出现一次还好，若是腹痛反复发作，就有可能发展成一种叫作“肠易激综合征”的疾病。

此外，被称为“幸福激素”的血清素，约有 90%是在肠道中产生的；被称为“快乐激素”的多巴胺，约有 50%是在肠道中产生的。如果肠道状况不佳，就无法产生这些激素，从而影响人的幸福感和积极性。以抑郁为典型表现的精神方面的问题，会增加患痴呆的风险。

要想预防痴呆，一定得保护好肠道。

要点

保持有利于肠道菌群平衡的饮食习惯，不仅有益于肠道健康，还能预防痴呆。

炎症⑤

同型半胱氨酸浓度高很危险

美国研究人员对1092名平均年龄为76岁且没有患痴呆的老人进行了一项为期8年的跟踪调查。结果显示，**血液中同型半胱氨酸这一物质浓度较高的人，患痴呆的风险较高。**这一研究成果发表在知名医学杂志《新英格兰医学杂志》（*The New England Journal of Medicine*）上。

同型半胱氨酸是一种叫作“甲硫氨酸”的必需氨基酸在人体内代谢时产生的物质。甲硫氨酸具有缓解抑郁情绪、减少过敏症状、改善肝功能、抗衰老等功效。

要想降低患痴呆的风险，建议尽量降低体内同型半胱氨酸的浓度，并多摄入甲硫氨酸。通过饮食实现这一目标的关键在于B族维生素。维生素B_6、维生素B_{12}和叶酸（维生素B_9）是能够推动“再甲基化”的重要维生素。所谓“再甲基化”，是将同型半胱氨酸重新转化成甲硫氨酸的过程。此外，维生素B_6也有助于同型半胱氨酸的新陈代谢。

维生素B_6存在于鲣鱼、鲑鱼、红薯和糙米等食物中，维生素B_{12}存在于鸡蛋和贝类中，叶酸则大量存在于绿色蔬菜中。一旦这些维生素摄入不足，体内的同型半胱氨酸浓度就可能升高。

要点

确保摄入充足的B族维生素，以避免血液中同型半胱氨酸浓度升高，因为高浓度的同型半胱氨酸会增加患痴呆的风险。

有毒物质①

攻击大脑的三种有毒物质

日本过去曾发生过一起引发水俣病的重大污染事件。许多人食用了熊本县水俣湾捕获的海产品后患上了这种中枢神经系统中毒性疾病。起初人们并不知道这种怪病是由什么引起的，最后发现是由工厂污水中含有的甲基汞化合物引起的。水俣病患者小脑受损，出现了无法正常运动的小脑性共济失调症状。甲基汞还会损伤神经，导致大脑功能异常。

另外，汞还会引发痴呆。**实际上，痴呆患者的大脑中检出的汞含量高于非痴呆患者。**

即使不会引发水俣病这样严重的疾病，我们日常接触的有毒物质也会损伤大脑。我们生活在被各种有毒物质包围的环境中，想要一个“零毒”环境是不可能的。

损伤大脑的三种有毒物质

- ◆ 存在于空气和水中的有毒物质。
- ◆ 由细菌、病毒等传播的有毒物质。
- ◆ 农药、添加剂等化学物品中的有毒物质。

先来说一下空气和水中的有毒物质。空气污染是我们无法以一己之力阻止的，自来水中也可能含有微量有毒物质。尤其需要注意的是可能从水管中析出的铅，分子神经科学杂志《分子神经生物学》（*Molecular Neurobiology*）指出了这种铅对大脑的影响，ReCODE法也指出要小心自来水中的健康风险。**即使析出的铅是少量的，但长期累积的话，对大脑的影响尚不明确。我认为最好使用净水器。**

无论你多么小心谨慎，都无法完全避免二手烟或过量使用的化妆品和香水带来的气味污染。日本东邦大学理学院开展了一项很有意思的研究，探索令人不适的气味对大脑造成的影响。既然有这种影响，我们有理由认为它同样可能增加患痴呆的风险。

接下来说一下由细菌、病毒等作为媒介传播的有毒物质。例如，你如果吃了被细菌污染的食物，就可能出现炎症，并出现呕吐、腹泻等症状。此时，你的免疫系统除了对抗炎症，还要努力消灭细菌、病毒这些有毒物质的携带者。当然，在这一过程中，β-淀粉样蛋白也会大量产生并在大脑中沉积。**最近，心理神经免疫学杂志《大脑、行为与免疫》(*Brain, Behavior,and Immunity*)上发表的一篇文章指出，牙周病致病菌会导致β-淀粉样蛋白增多，从而使人患痴呆的风险增加。**

最后，说一下农药和添加剂中的有毒物质。

如果经常食用农药残留超标的食物，β-淀粉样蛋白就会持续产生并不断沉积。各国对农药的种类和用量都有严格规定，所以很多人并不认为农药有多危险。然而研究表明，农药的危害不容忽视。

例如，刊载在《有毒物质》(*Toxics*)杂志上的一篇文章指出，长期居住在农药使用量大的区域的人群，患痴呆的风险会增加。

很多农药都是脂溶性的，容易在人体内蓄积。这些有毒物质有可能会转移到大脑中，因此我们还是应该尽量远离农药。

食品添加剂也是如此。不要因为有相关部门的监管就掉以轻心，要尽可能避免摄入。

当今社会，为了降低因接触有毒物质而罹患痴呆的风险，我们首先要做的是：即使无法完全避免摄入有毒物质，也要尽可能减少摄入量。

最容易避免的就是食物中的有毒物质，因此，日常选择食物的智慧就显得尤为重要。

最好从信任的农民那里购买有机蔬菜或无公害蔬菜，也可以通过将蔬菜认真清洗或焯水等方法减少农药残留量。此外，了解哪些食物的农药残留量较高也很重要。

市售的快餐食品、熟食以及零食等大多含有大量添加剂。香肠、火腿、鱼丸等加工食品也应尽量避免食用。

此外，在挑选鱼时要多加注意，避免摄入汞。鲨鱼、剑鱼、金枪鱼等大型鱼类以及金目鲷、金吉鱼等深海鱼类体内容易积聚汞，日本厚生劳动省已发出警告，提醒人们不要过多食用这些大型鱼类和深海鱼类。

汞可能会影响认知功能，它在人体内长期积聚的风险尚不明确。但从预防痴呆的角度来看，还是尽量避免食用这些鱼为好。

正确的做法是尽可能选择秋刀鱼、三文鱼、鲭鱼、沙丁鱼、鲱鱼和竹荚鱼等体型较小的鱼类。

要点

对大脑有害的有毒物质很多，最容易避免的是来自食物的有毒物质。

有毒物质②

通过饮食提高排毒能力

为了预防由有毒物质引起的阿尔茨海默病，除了避免摄入有毒物质，还有很重要的一点，那就是将已进入体内的有毒物质尽可能地排出。

我们的身体具有超强的排毒功能，而承担这一重任的器官是肝脏和肾脏。**避免肝脏和肾脏疲劳并使其保持良好工作状态有助于排毒，进而可以预防痴呆。**

然而，肝脏和肾脏都被称作“沉默的器官”，即使受到一定程度的损伤，也很少会出现明显症状。因此，很多人会在不知不觉中让自己的肝脏和肾脏过度疲劳。

肝脏主要负责处理氨和酒精。氨是蛋白质在体内分解后产生的一种物质。因此，当人摄入大量蛋白质导致氨生成过多，或者过量饮酒时，肝脏就会疲惫不堪。

肾脏能将人体内的代谢物以尿液的形式排出体外。肾脏在回收人体所需物质的同时，会将尿素、肌酐和尿酸等人体不需要的物质排出体外。如果蛋白质摄入过量，肾脏也会因过度工作而变得疲劳。

因此，我们需要摄入一些对肝脏和肾脏有益的营养素。例如，**半胱氨酸这种氨基酸会参与合成谷胱甘肽，而谷胱甘肽可以“包裹”有毒物质并促使其排出体外。半胱氨酸大量存在于西蓝花、小油菜、西洋菜和卷心菜等十字花科蔬菜中。**

如果同时摄入能帮助谷胱甘肽发挥作用的异硫氰酸盐，以及促使谷胱甘肽排毒功能再生的硒和维生素，就可以更好地保护肝脏。含有这些营养素的食物如下页内容所示。

另外，能够帮助肾脏排出有毒物质的营养素有硫化丙烯、植酸、槲皮素、α-硫辛酸和柠檬酸等。

要点

有很多食物和营养素可有效保护肝脏和肾脏，预防痴呆。

让肝脏和肾脏保持健康、恢复排毒能力的营养素

营养素	富含此营养素的食物
半胱氨酸	西蓝花、小油菜、西洋菜、卷心菜
异硫氰酸盐	山葵、洋葱、茼蒿、樱桃萝卜
硒	木鱼花、蘑菇、鸡肉、纳豆、荞麦
维生素 B_2	鳗鱼、西蓝花、纳豆、鸡蛋
硫化丙烯	大蒜、洋葱、大葱
植酸	糙米、咖啡、绿茶
槲皮素	洋葱、西蓝花、生菜、柑橘类水果
α-硫辛酸	菠菜、西蓝花
柠檬酸	柠檬、梅干、柑橘类水果

肝脏和肾脏是“沉默的器官”。如果蛋白质或酒精摄入过量，即便人体没有任何感觉，肝脏和肾脏也会疲劳。因此，我们要有意识地摄入保护器官的食物。如果肝脏、肾脏健康，排毒功能正常，那么大脑就会受到保护，避免有毒物质的伤害

营养缺乏①

大脑所需的三类营养

“营养”一词所涵盖范围很广。例如，儿童肌肉和骨骼生长所需的营养和运动员在比赛前应摄入的营养是不同的。同样，大脑也有其不可或缺的特定营养。

大脑所需的三类营养

- ◆ 维持大脑正常功能所需的营养。
- ◆ 保持大脑和身体健康所需的营养。
- ◆ 促进大脑发育所需的营养。

首先，维持大脑正常功能所需的营养非常重要。**大脑的功能是由一个个神经细胞来承担的。如果这些神经**

细胞无法获得足够的营养，就会受损，甚至死亡，从而影响人的认知功能。

因此，神经细胞正常工作所需的营养是不可或缺的。同时，神经细胞之间协同工作所需的营养也是不可或缺的。

其次，保持大脑和身体健康所需的营养也是少不了的。虽然痴呆是一种脑部疾病，但不能只考虑大脑的问题。只有当整个身体都处于良好状态时，大脑才能积极工作。也就是说，饮食塑造身体，也塑造大脑。

最后，促进大脑发育的营养也是必不可少的。例如，有些营养成分有助于神经细胞生长并使其变得更有活力。

仅仅摄入其中一类营养是不够的，重要的是均衡摄入所有营养。

此外，大脑（除去水分）的约 60% 是脂肪，40% 是蛋白质，因此摄入优质的脂肪和蛋白质也非常重要。

到目前为止，我们已经讨论了很多应避免食用的食物，比如导致血糖升高的食物、损害肠道功能的食物、有农药残留的食物、含有添加剂的食物，以及含有汞的食物等。然而，要保护大脑，仅仅了解需要避免食用的食物是不够的。我们将在第 3 章重点讨论应该积极摄入的食物。

要点

除去水分，大脑主要由脂肪和蛋白质构成，优质的脂肪和蛋白质很受大脑喜欢。

营养缺乏②

维生素和矿物质也是大脑的必需品

要预防痴呆和改善其症状，不仅需要作为大脑能量以及脑细胞构成材料的营养，还需要能让脑细胞之间互动良好的营养。维生素和矿物质就属于后者。

维生素是生物生存和生长所必需的一类有机化合物，共 13 种，分别是**维生素 A、维生素 B_1、维生素 B_2、烟酸（维生素 B_3）、泛酸（维生素 B_5）、维生素 B_6、生物素（维生素 B_7）、叶酸（维生素 B_9）、维生素 B_{12}、维生素 C、维生素 D、维生素 E 和维生素 K，它们对大脑都很重要。**

例如，维生素D和B族维生素（特别是叶酸）可以增强大脑突触功能。神经递质会在突触处传递信息。缺乏这些营养素，可能会导致突触功能下降，增加人患痴呆的风险。

实际上，**研究人员在对痴呆患者进行血液检查时，常常会发现维生素D、维生素B_{12}以及维生素B_6水平下降的现象**。

此外，在B族维生素中，烟酸、维生素B_6、叶酸可以促进血清素、多巴胺、γ-氨基丁酸、肾上腺素和去甲肾上腺素等神经递质的合成。如果缺乏这些B族维生素，神经递质就难以合成，从而导致大脑出现问题。

新近的研究表明，维生素B_1在记忆形成过程中发挥着重要作用。如果人体缺乏维生素B_1，神经会受损，还可能引发“韦尼克脑病”这种严重的脑功能障碍疾病。

另一方面，矿物质是构成人体的除氧、碳、氢、氮之外的必需元素，它们属于无机物。

人体所需的矿物质有钙、磷、钾、硫、氯、钠、镁、铁、锌、铜、锰、铬、碘、硒、钼和钴，共16种。

这些矿物质与大脑神经细胞的信息传递功能密切相关，并且与认知功能也有紧密的联系。

这16种矿物质每一种都很重要，但如果摄入过多也会引发问题。例如，众所周知，钠摄入过多会导致高血压。要保持矿物质的均衡摄入是很困难的。

有研究表明，痴呆患者体内的矿物质呈现出以下三大特点：**铜过量、锌不足，大脑中铁过度积聚，硒不足。**

要了解自身的矿物质摄入状况，需要进行专业的检测，比如头发检测。不过，你如果了解本书中介绍的饮食规则，就会逐渐将矿物质比例调整到理想状态。

要点

痴呆患者往往存在某些特定的维生素和矿物质不足或者过量积聚的现象。

自己掌握正确饮食方式，预防痴呆

我认为导致痴呆的原因有三个：炎症、有毒物质和营养缺乏。这些原因不是孤立存在的，而是相互关联的。例如，有毒物质可能会导致炎症，而某些营养素则会抑制炎症。

在食物的选择和食用方式上，不能简单地一概而论，并不是多吃某种食物就可以。

例如，蛋白质摄入过多会给肝脏和肾脏造成负担，但完全不吃也不行。

不仅是蛋白质，如果脂肪、维生素和矿物质摄入过多，也会给身体带来危害。适量很重要。

要实施预防痴呆的饮食方式，不能依赖他人，也不

能盲目跟风。要理解前面介绍的痴呆的诱发机制，具有自己独立判断的能力。这听上去似乎很困难，但如果换个角度看，你就会发现没有比这更有意思的事情了。希望借由本书，你能成为通过饮食预防痴呆的专家。

要点

判断自己的饮食方式是否正确似乎很辛苦，但却是一项有意思的任务！

第2章

应尽量避免的食物以及采取的相关对策

不宜食用的食物①

小麦制品
——虽然好吃，但对大脑有潜在不良影响

要想预防痴呆，我最希望大家远离的食物就是小麦制品。

说到小麦制品，很多人最先想到的可能是面包，日本人喜欢吃的面条和什锦烧等也都是小麦制品。

此外，很多糕点也是小麦制品，**加工肉制品、冰激凌、预制食品、调味料所用的增稠剂或乳化剂等添加剂中也可能含有小麦成分。**

相关内容在第 1 章里已有所涉及，为了深化理解，接下来我们将进行更为详细的探讨。

小麦制品对大脑的不利影响主要源于以下四个方面

◆ 引发肠漏症。

◆ 快速升高血糖。

◆ 带来农药和添加剂的潜在危害。

◆ 有成瘾性。

肠黏膜上出现微小孔隙，会导致肠漏症。当未消化的食物、肠道细菌、病原体和有毒物质等这些原本不应该进入人体的物质通过肠黏膜上的孔隙进入人体时，免疫系统会攻击这些外来物质，使身体出现炎症。

前面已经提到，全身任何部位的炎症都可能导致痴呆（见第1章“炎症①　任何部位的炎症都会影响大脑”）。小麦中含有一种叫作“麸质”的蛋白质，麸质在人体内难以被消化，因此会作为一种外来物质积聚起来，导致肠道环境恶化。

摄入麸质还会导致连蛋白分泌过度，使肠黏膜细胞间的紧密连接变得松弛，进而导致肠黏膜受损，这也是引发肠漏症的原因之一。

据说，70%以上的日本人都有不同程度的肠漏情况。

我认为，这可能与人们过多食用小麦制品有关。

接下来，我要讲一下血糖。第 1 章已经介绍过，高血糖是引发痴呆的一个重大风险因素。

虽然所有碳水化合物都会导致血糖升高，但研究证实，含糖量高的甜面包、甜甜圈和普通白面包等小麦制品会让血糖迅速升高。

小麦制品中的农药和添加剂也不容忽视。

日本的小麦自给率约为 15%，其余部分依靠进口，进口国包括美国、加拿大、澳大利亚、法国等，几乎所有美国和加拿大产的小麦都曾检出过草甘膦（一种除草剂）。有研究表明，草甘膦会破坏肠道菌群平衡，使肠道环境恶化，导致大脑氧化损伤。

另外，进口小麦还被检出含新烟碱类杀虫剂，这种杀虫剂会引发神经系统功能障碍，导致大脑功能下降。

此外，出口的小麦还会在收获后喷洒药物，以防在运抵目的国之前发霉，即进行所谓采收后处理。令人担忧的是，**采收后喷洒的药物是无法通过清洗或烘烤去除的。**

日本进口商的解释是，“即使小麦有农药残留，其含量也低于规定标准，因此是安全的”。虽说如此，但我认为正确做法是不要让任何可疑的东西进入体内，哪怕只是微量。

即便是日本本国产的小麦，也需谨慎对待其农药和添加剂的问题。在日本，只要产品中使用的小麦 50% 为国产，产品包装上就可以标注“国产小麦”，这意味着其余的可能仍是进口小麦。

最后是小麦制品中麸质的成瘾性。说到“成瘾”，很多人可能会想到烟酒，但麸质的成瘾性也不容忽视。很多人吃面包和面条等小麦制品时会有强烈的幸福感，还想吃更多。当事人会简单地认为这是“因为它们很好吃”，但事实上他们已经对麸质上瘾了。

麸质分解时会产生一种叫作“外啡肽”的物质。它是一种很小的蛋白质碎片，能轻易突破血脑屏障进入大脑，并在大脑中引发与吗啡成瘾类似的反应。据说，**外啡肽进入大脑后，还可能引发精神紊乱和神经系统功能障碍。**

外啡肽不仅对大脑有影响，还会作用于全身，导致出现便秘、排尿困难、嗜睡和恶心等症状。

小麦制品是引发痴呆的重要诱因。**虽说如此，要想远离痴呆，也不要有太大的压力。对面条和面包上瘾的人要想一下子完全不吃它们是很难的。一点一点慢慢来！**

要点

小麦制品有成瘾性，要是突然完全戒掉，会给人造成不小的压力。重要的是循序渐进，逐步减少食用量。

不宜食用的食物②

含反式脂肪酸的油脂
——“危害大脑的油脂”的典型代表

大脑（除去水分）的约 60% 为脂肪，40% 为蛋白质。要想保护大脑，摄入足够的油脂非常重要。

但前提是要摄入“好油脂”。油脂的种类实在太多，好油脂和坏油脂之间的差别很大。

最典型的坏油脂就是含有反式脂肪酸的油脂，比如人造黄油和起酥油。

人们对反式脂肪酸的危害已有较多的了解，很多人都知道摄入反式脂肪酸会增加患心脏病的风险。反式脂肪酸容易在人体内积聚，使血液黏稠，造成动脉硬化。随着动脉硬化的进一步发展，患心脏病的风险也会增加。

但这还不是反式脂肪酸的全部危害，它还会给大脑带来严重危害。

反式脂肪酸对大脑的危害

- 破坏肠道正常状态，引起肠漏症。

  肠漏症会引发全身炎症，而炎症会导致痴呆。
- 致使诱发痴呆的低密度脂蛋白胆固醇（坏胆固醇）含量上升，同时让能够降低痴呆发病风险的高密度脂蛋白胆固醇（好胆固醇）含量下降。
- 倘若反式脂肪酸参与构成脑神经，神经元便会发生形态改变，进而无法发挥应有的功能。
- 血脑屏障功能减弱，β-淀粉样蛋白容易沉积。

2019年，美国医学杂志《神经病学》刊登的一篇文章指出，与血液中反式脂肪酸含量较低的人相比，反式脂肪酸含量较高的人更容易患痴呆。

有的国家已经开始限制反式脂肪酸的使用。2015年，美国食品药品监督管理局（FDA）确认反式脂肪酸与心脏病有重大关系。所以自2018年6月起，FDA原则上禁止在食品中添加反式脂肪酸。

此外，丹麦比美国更早禁止在食品中添加反式脂肪酸。据统计，禁令实施后，丹麦的心脏病患者数量大大减少。

以前，很多日本人认为人造黄油是植物性的，比动物性的黄油更健康。现在很多人意识到这种观点是错误的。

然而，日本尚未对反式脂肪酸的使用进行限制。据说，官方给出的理由是“日本人的反式脂肪酸摄入量远低于欧美人，其摄入量不会对人体造成危害”。日本消费者厅呼吁食品生产商主动公布所生产的食品中反式脂肪酸的相关信息，可能政府部门也意识到了反式脂肪酸对人体有害。

然而，根据日本消费者厅的报告，那些生产含反式脂肪酸食品的生产商中，只有33.9%的生产商致力于减少食品中的反式脂肪酸，而公开信息的生产商只有14.3%。

此外，反式脂肪酸分为天然反式脂肪酸和人造反式脂肪酸。天然反式脂肪酸存在于牛奶、酸奶等乳制品和牛羊肉中，这些反式脂肪酸对人体健康的影响不大。而人造反式脂肪酸对人体危害较大。人造反式脂肪酸主要是在高温加热油脂时，或对植物油进行氢化以使其固化时产生的。

廉价色拉油这种工业化大规模生产的油在生产过程中有时会被高温加热。此外，将原本是液态的植物油固化后制成的人造黄油和起酥油中也含有大量反式脂肪酸。

我推荐食用那些非工业化大规模生产的、价格高一点儿的橄榄油、椰子油，以及低温压榨的日本产稻米油、葵花子油和牛油果油。

要点

在生产过程中经过高温加热的廉价色拉油和氢化植物油是有害的。建议换成价格高一点儿的橄榄油等。

反式脂肪酸含量最高的10种食物

1	人造黄油
2	色拉油
3	起酥油
4	搅打稀奶油
5	咖啡伴侣
6	蛋糕预拌粉
7	方便食品
8	速冻食品
9	薯条、可乐饼等所有油炸食品
10	西点

以上列出了反式脂肪酸含量最高的10种食物。每种食物都可以用其他食物代替。大脑（除去水分）的约60%是脂肪，摄入什么脂肪直接关系到大脑的健康

资料来源：日本内阁府食品安全委员会发布的《事实清单》（反式脂肪酸部分）

不宜食用的食物③

牛奶
——要想预防痴呆，“每天喝牛奶”是错误的

可能有很多人会为了健康每天都喝牛奶。的确，牛奶含有丰富的营养，它是母牛为小牛提供的完美食物。

但是，从预防痴呆的角度来看，应避免每天喝牛奶。同样，最好也避免食用由牛奶中的脂肪制成的黄油、奶油，由牛奶中的蛋白质和脂肪制成的奶酪，以及由牛奶发酵后制成的酸奶等乳制品。

营养学杂志《营养素》（*Nutrients*）上发表的文章指出，**人在中年时期喝太多牛奶会导致认知功能下降。**

牛奶有以下四大潜在问题。

牛奶对大脑不利的原因

- ◆ 牛奶中的蛋白质有负面影响。
- ◆ 牛奶中的糖存在健康隐患。
- ◆ 牛奶中的脂肪有潜在风险。
- ◆ 奶牛的饲料不够理想。

牛奶虽富含蛋白质，但其中约 80% 是酪蛋白。

酪蛋白是引发乳制品过敏的主要物质。过敏反应本质上也是一种炎症反应，会促进 β-淀粉样蛋白在大脑中沉积。

而且，大量摄入酪蛋白还会引起消化不良。如果消化不良引起肠道炎症，便会引发肠漏症。

此外，《营养学期刊》(*Nutrition Journal*) 上的研究文章表明，酪蛋白不完全分解时会产生酪啡肽。该物质会从肠道进入血液，并通过血脑屏障，造成神经损伤，减缓认知处理速度。

需要注意的是，酪蛋白和小麦一样，也具有成瘾性。离不开拿铁咖啡等含乳饮品的人可能已经不知不觉上瘾了。

下面来看牛奶中的糖。

牛奶中含有一种名为“乳糖”的糖，含量约为5%，分解乳糖需要一种叫作“乳糖酶”的消化酶。

但约80%的日本成年人体内乳糖酶的含量很低或活性很低。这意味着，大多数日本人存在乳糖消化不良（乳糖不耐受）的问题。

很多人喝完牛奶后，肚子会咕噜咕噜响，还伴有腹胀、腹泻等症状，这正是乳糖不耐受所致。长期消化不良会加重肠道负担，久而久之，便可能引发肠漏症。

再来说说牛奶中的脂肪。

牛奶含有动物性脂肪，含量只有3.8%，但我们摄入的动物性脂肪不只是来自牛奶。

动物性脂肪摄入过量会导致坏胆固醇水平升高和动脉硬化，从而增加患痴呆风险。

在人均牛奶摄入量高于日本的一些欧美国家中，有的国家从预防坏胆固醇水平升高和动脉硬化的角度出发，建议人们饮用低脂牛奶。

最后谈一谈我认为不容忽视的一个问题：奶牛饲料。

一般来说，日本的奶农会给奶牛喂青贮饲料（玉米、青草等的发酵物）和营养均衡的精饲料。这些饲料可提升奶牛产奶量，但可能会降低牛奶质量。

青贮饲料和精饲料是从哪里进口的？这里就绕不开农药和转基因作物的问题。农药与痴呆之间的关系（见“不宜食用的食物① 小麦制品——虽然好吃，但对大脑有潜在不良影响”），我们前面已经说过了。

目前，关于转基因食品与痴呆之间的关系，还有许多未明之处。但转基因食品的安全性尚未得到证实。

在预防痴呆方面，建议饮用无添加有机豆奶，而非牛奶。然而，有的人可能会说：“健康问题先不要管，我就是喜欢喝牛奶，就是想把它作为一种喜爱的饮品来喝。”如果是这样的话，那就要了解一下该如何选择牛奶。

与普通牛奶相比，以下几种牛奶被认为对大脑的不良影响较小：含有更易消化的酪蛋白的A2牛奶（遗憾的是，日本市面上的牛奶大多数都是A1牛奶）；消化吸收速度较慢、对肠道刺激小的非均质牛奶；饲养过程中只喂食牧草的牛所产的草饲牛奶。

不过，不管是哪种牛奶，都含有动物性脂肪，因此建议每天最多喝 1 杯（200 毫升）。

要点

牛奶中的蛋白质、糖和脂肪都有问题。相比牛奶，无添加有机豆奶是更好的选择。

不宜食用的食物④

油炸食品
——薯片是尤其要避开的

如果食用大量高糖食物，人体内会迅速产生引发痴呆的有害物质AGEs（见第1章“炎症② 高血糖与痴呆有着千丝万缕的联系”）。

AGEs不仅能在人体内生成，还存在于我们日常所吃的食物中。只要有糖、蛋白质和高温，AGEs就能生成，并且烹饪温度越高、时间越长，食物中产生的AGEs就越多。

例如，油炸食品、烘焙食品和烧烤食品等都含有大量AGEs。

为了尽量减少AGEs的产生，对要油炸的食材进行预处理是一种有效的方法。将食材提前焯一下、蒸一下，使其熟透，就可以缩短油炸时间。

相较于直接油炸生肉的炸鸡块、炸猪排，天妇罗（一种日式油炸食品，将预处理过的食材或可生食的食材用高温快速炸制而成）产生的AGEs更少。

另外，将油炸食品与能抑制AGEs生成的食物搭配起来食用也是一个好主意。**柠檬就是一个很好的例子。实验结果表明，在制作炸鸡时，如果在腌制鸡块时加入柠檬汁，并充分混合使鸡肉腌制入味，那么AGEs的产生量会减少约40%。**此外，在出锅后的油炸食品上挤上柠檬汁，也能在一定程度上抑制人体对AGEs的吸收。

顺便提一下，高温烹饪过程中产生的丙烯酰胺是一种极其有害的物质，如果大量摄入会对神经系统造成损害。

丙烯酰胺原本是一种工业用化学物质，广泛用于纸张强度增强剂、水处理剂和化妆品中，但目前它被怀疑是一种致癌物。

瑞典食品管理局和斯德哥尔摩大学的联合研究指出，经过高温处理的土豆和谷物类食品中含有丙烯酰胺，这一结论引发了全球关注。

富含碳水化合物的食材经120℃以上的高温烹饪就有可能产生丙烯酰胺。

薯片、炸薯条、可乐饼等用土豆制作的油炸食品，以及以谷物为原料的饼干、早餐麦片等烘焙食品，已被相关研究指出含有大量丙烯酰胺。

并不是只有市售的加工食品存在这种情况。**日本农林水产省网站提醒人们，家庭自制的烤面包或烘焙糕点等也可能含有丙烯酰胺。**

当然，食用含丙烯酰胺的食物不会让人立刻出现神经系统功能障碍，但这一潜在风险不容忽视。

鉴于此，我建议大家尽量避免食用油炸食品，以守护大脑健康。

要点

尽量避免食用油炸食品。在制作和食用油炸食品时，加点儿柠檬汁可以减小对身体的伤害。

不宜食用的食物⑤

加工肉制品
——着色剂对大脑的影响令人担忧

加工肉制品指的是火腿、培根、香肠、合成肉、肉罐头等经过加工的肉类产品。

加工肉制品中大多含有砂糖、反式脂肪酸、各种添加剂等物质，很难说哪种物质对健康的危害更大。但许多关于流行病学的研究报告，如发表在《美国临床营养学杂志》（*American Journal of Clinical Nutrition*）上的研究报告指出，**持续食用加工肉制品会增加患痴呆的风险。**

尤其让我感到担忧的是，大多数加工肉制品中所含的着色剂带来的影响。着色剂是一种能使肉的颜色看上去更加鲜亮的添加剂。它还具有抑制细菌生长、增添风味的作用。

然而，包括上文所述发表在《美国临床营养学杂志》上的研究报告在内，已经有不少研究报告指出着色剂会损伤大脑功能。**近年来，哈佛医学院的医生指出了着色剂对肠道的不良影响（对肠道有影响就意味着对大脑有影响），以及其与抑郁症之间的关系。**

亚硝酸钠是最常用的着色剂，存在很大的健康风险。早在50年前，便有人对它的致癌性进行了研究，只是目前观点存在分歧，有的人认为亚硝酸钠与癌症相关，有的人则持相反看法。世界卫生组织已将加工肉制品列为致癌物，提醒人们谨慎食用。

一旦人患上癌症，在治疗过程中，往往需要进行手术或使用麻醉剂。这些治疗手段可能会导致认知功能下降。因此，预防癌症同时也有助于预防痴呆的形成和发展。

此外，亚硝酸钠不仅用于火腿和香肠等加工肉制品，也常用于鲑鱼子和鳕鱼子等鱼子制品中。选购这些产品时，要仔细查看配料表并谨慎选择。

如果想吃肉制品，应选择标有“不添加亚硝酸钠”

的产品。认为呈粉红色的火腿和香肠“看上去很好吃”是一种误解，实际上，煮熟的肉本是偏白色的。

要点

建议选择标有“不添加亚硝酸钠”的、不含着色剂的火腿和香肠。

不宜食用的食物⑥

金枪鱼
——警惕可诱发痴呆的有毒物质：汞

日本是世界上人均水产品消费量最高的国家之一。鱼贝类富含二十二碳六烯酸（DHA）和二十碳五烯酸（EPA）。然而，由于食物链的关系，大型鱼贝类体内容易蓄积汞，需要特别注意。汞是引发痴呆的典型有毒物质，据估计，日本人摄入的80%以上的汞来自鱼贝类。

具体来说，大型鱼贝类包括太平洋蓝鳍金枪鱼、南部蓝鳍金枪鱼、大眼金枪鱼、剑鱼、红肉旗鱼、蓝马林鱼以及鲨鱼等。**由于汞容易积聚在脂肪中，因此要尤其注意用富含脂肪的金枪鱼腩制作的寿司和刺身。这类食物的食用频率最好控制在每月1次。**

当我告诉大家应该尽量避免食用金枪鱼时，经常会有人问：“金枪鱼罐头也不行吗？”**金枪鱼罐头主要是由黄鳍金枪鱼、长鳍金枪鱼和鲣鱼制成的。这些鱼体内的汞含量较低，因此金枪鱼罐头是适宜食用的。**建议选择无油、水煮的金枪鱼罐头。

金枪鱼的完全养殖多年前就已实现。在养殖过程中，渔民可以对饲料进行管控，因此相比天然金枪鱼，养殖金枪鱼体内的汞含量更低。

随着对降低金枪鱼体内汞含量的研究不断深入，相信未来会出现更优化的解决方案。就目前而言，建议大家还是适量食用金枪鱼吧。

要点

金枪鱼寿司或刺身的食用频率最好控制在每月 1 次。与金枪鱼寿司或刺身相比，金枪鱼罐头属于适宜食用的食物。

不宜食用的食物⑦

羊栖菜

——一种砷含量令人担忧的海藻

海藻一般被推崇为健康食品。但请记住，羊栖菜是个例外。

吃海藻的好处就在于可以从中摄取海藻酸、褐藻糖胶、钙和碘。海藻酸能抑制人体对钠的吸收，从而预防高血压，并且还能排出体内积聚的有毒金属物质。褐藻糖胶具有增强免疫力、抗癌和消炎等功效。

但是，羊栖菜有不容忽视的缺点——含有大量无机砷。鉴于对无机砷危害健康的担忧，欧美部分国家已针对羊栖菜的使用实施限制措施。

无机砷被高度怀疑会引发痴呆。**在生物化学期刊《生物化学》(*Biochemistry*)上刊登的研究报告指出，**

无机砷会引发大脑炎症，导致β-淀粉样蛋白生成，并产生活性氧。

紫菜、海带等海藻和其他海产品中都含有无机砷，但羊栖菜中无机砷的含量尤其值得警惕（根据日本农林水产省的数据，羊栖菜中无机砷的含量是紫菜和海带的300~400倍）。烹饪羊栖菜时，一定要先焯水，这样大约能去除其中90%的无机砷。

要点

羊栖菜中无机砷的含量较高，烹饪时一定要先焯水。

不宜食用的食物⑧

高GI值、高GL值的食物

——会让血糖迅速升高

高血糖是诱发痴呆的重大风险因素。血糖指的就是血液中葡萄糖的浓度。人摄入糖后血糖会升高，空腹状态下更是如此。

然而，不同的食物对血糖升高的影响不同。例如，糙米比精制白米含有更多的膳食纤维，因此糙米使血糖升高的速度较慢。

将食物与餐后血糖之间的关系量化的数值就是血糖指数（glycemic index，GI）。

GI值表示的是食用含有50克碳水化合物的食物后血糖的上升情况。但这一数值并不能反映人实际的进食量。要摄入50克碳水化合物，需要吃135克左右（1小碗）的白米饭或 500 克左右的西瓜。

近年来，越来越多的人开始关注血糖负荷（glycemic load，GL）。GL值反映的是摄入一定量的食物后血糖的升高情况。

GL值的计算方法是：一份标准摄入量的食物所含的碳水化合物量（克）× 该食物的GI值 ÷ 100。

要点

为了防止血糖升高，了解食物的GL值会很有用。

主要碳水类食物的GL值

高GL值（20及以上）	拉面（生的1份，130克）	43
	白米饭（1餐，150克）	41
	年糕（2个，100克）	41
	方便面（1餐，85克）	40
	糙米饭（1餐，150克）	34
	意大利面（1餐，180克）	32
	乌冬面（水煮1餐，250克）	32
	荞麦面（水煮1餐，170克）	24
	面包（6片，每片60克）	24
	贝果（1个，85克）	23
	红薯（水煮1餐，150克）	22
	土豆（水煮1餐，150克）	20
中GL值（11~19）	牛角包（1个，57克）	17
	土豆（油炸，150克）	16
	玉米（1餐，180克）	15
	麦片（1餐，44克）	14
	法式面包（1片，30克）	13
低GL值（10以下）	全谷物黑麦面包（1片，30克）	9
	黑面包（1片，32克）	8
	南瓜（1餐，80克）	6
	胡萝卜（1餐，80克）	2

了解日常食物的GL值可帮助我们避免血糖飙升，选择更健康的食物。例如，黑麦面包要好于其他面包，糙米好于白米，荞麦面好于拉面……还有很重要的一点是，食用高GL值的食物要减量

不宜食用的食物⑨

太甜的水果
——如何选择水果

“我经常吃富含维生素的水果”，很多人会这么说。但这个习惯可能需要重新审视。

水果对健康是好是坏？这个问题一直存在争议，还没有定论。

从预防痴呆的角度来说，我不太推荐吃水果，尤其是那些特别甜的水果，我认为最好不要吃。

水果中的糖大部分是果糖。果糖不是葡萄糖，不会使血糖迅速升高。因此，也有人说：“水果中的糖对身体没有坏处。”

然而，最近越来越多的人认为果糖也有害健康。

果糖虽然看起来和葡萄糖相似，但与葡萄糖不同的是，它很少能被直接利用。它需要一个将其转化为可用的葡萄糖的过程，这一过程要由肝脏来完成。这意味着，摄入大量果糖会给肝脏造成负担。

为了避免误解，需要说明的是，水果中也含有葡萄糖。因此，吃水果确实会升高血糖。

不过，水果中含有丰富的维生素和多酚，这些成分有助于预防痴呆。如果要吃水果，建议多吃酸味重且不那么甜的水果，如浆果类和柑橘类水果等。

要确定哪些水果可以吃，哪些不可以吃，前面介绍的GI值的相关知识就可以派上用场。

下面我以GI值50为分界线将水果进行了分类（水果后面的数字为GI值）。

常见水果的GI值

◆ 不推荐食用的水果（GI值50以上）

西瓜（72）、菠萝（66）、猕猴桃（58）、香蕉（55）、柿子（50）、葡萄（50）

◆ 推荐食用的水果（GI值50以下）

树莓（21）、柚子（25）、桃子（28）、西梅（29）、

蓝莓（34）、苹果（36）、草莓（37）、橙子（39）

水果成熟度越高，糖度就越高，GI值也会随之上升。以香蕉为例，对香蕉的评级可能会因其成熟度的不同而有所不同。上文给出的是普通香蕉的GI值，但熟透的香蕉的GI值会更高。相反，青色的、未成熟的香蕉在被当作蔬菜食用时，它的GI值会低一些。最近，我在超市也经常见到“绿色香蕉”，它们可以加热后食用，比如通过炒或蒸的方式，不是将其作为水果，而是作为蔬菜食用。这种香蕉的甜度较低，口感有点儿类似栗子和土豆，GI值在30左右。

不要以为“水果富含维生素，所以什么水果都对身体有益”，要想预防痴呆，请选择不易使血糖迅速升高的水果。

要点

比起容易升糖的菠萝和香蕉，浆果类和柑橘类水果更好。

不宜食用的食物⑩

酒
——喝得越多，大脑萎缩得就越厉害

爱酒的人常说“酒为百药之长”。的确，少量饮酒可以促进血液循环，对健康有一定的益处。

但是，要想预防痴呆，最好不要喝酒。喝酒会让人醉，而醉酒状态实际上是大脑处于麻痹的状态。醉酒后之所以出现记忆丧失的情况，是因为酒精麻痹了大脑的海马体。如果醉酒致使海马体麻痹的情况反复出现，很有可能引发痴呆。建议那些为了释放压力而喝酒喝到“失忆”的人，还是换个方式来解压吧。

日本厚生劳动省也指出，“酒喝得越多，大脑萎缩得就越厉害”。如果实在忍不住想喝酒，不妨试着将饮酒频率控制在每周 2~3 次（这比滴酒不沾要更现实一些）。另外，研究已表明，**戒酒可以改善已经出现的大脑萎缩症状。**

我认为酒水中相对较好的选择是用有机葡萄酿成的无糖红葡萄酒。**红葡萄酒中含有白藜芦醇，它也是一种多酚，据说可以消除人体内的 β-淀粉样蛋白。**但即便如此，我仍然认为喝酒的弊大于利。

要点

即使很难完全戒酒，至少也要将饮酒频率控制在每周 2~3 次。

不宜食用的食物⑪

人工甜味剂
——比普通砂糖的危害还大

超市和便利店里的很多清凉饮料和糕点的包装上都标有“甜，零卡”。这些东西中甜味的来源实际上就是人工甜味剂。

喜欢使用人工甜味剂的人可能认为“这种东西更有益处”。然而，这是一个很大的误解。目前，并没有研究表明人工甜味剂可以预防糖尿病、生活习惯疾病和减脂。相反，人工甜味剂倒可能损害健康，甚至增加患痴呆的风险。

人工甜味剂对大脑不利的三大原因

◆ 引发糖尿病。

◆ 破坏肠道菌群。

◆ 消耗谷胱甘肽。

首先，我们来谈谈糖尿病。我们已经知道，高血糖是引发痴呆的一大风险因素。想必很多人会说："我的体检结果显示血糖偏高，所以我减少了糖分摄入，用人工甜味剂来代替砂糖。"对这样的人来说，即便被告知人工甜味剂会导致糖尿病，他们恐怕也很难相信。

的确，与砂糖不同，人工甜味剂本身不会升高血糖。这是事实。**但是有研究表明，那些每周喝240毫升以上含人工甜味剂饮料的人，患糖尿病的风险比不喝的人高1.7倍。**

也就是说，与喝含糖饮料的人相比，喝含人工甜味剂的饮料的人更容易患糖尿病。

由于人工甜味剂比砂糖甜数百倍，所以它会使人们对甜味的感觉逐渐麻木，进而想摄入更多的糖分。此外，摄入人工甜味剂会让大脑感觉在吃甜食，但实际上血糖并没有上升，于是大脑就会发出指令以摄入更多的糖分。

其次，我们来谈谈肠道环境。关于人工甜味剂与肠道菌群的关系，以色列研究团队 2022 年发表的一篇论文指出，三氯蔗糖和糖精这两种典型的人工甜味剂，会对肠道细菌的构成产生不良影响。该论文还指出，**尽管人工甜味剂对人体来说热量为零，但它会成为部分肠道细菌的营养，导致这些特定的肠道细菌过度增殖。**

如果只有部分肠道细菌增殖，那么肠道菌群的平衡就会被打破，从而引发肠道炎症。

最后说一下谷胱甘肽的消耗问题。谷胱甘肽是存在于人体所有细胞中的抗氧化剂和解毒剂。它能清除体内的活性氧，减轻氧化压力，保护大脑神经细胞免受损伤。而摄入人工甜味剂可能会降低体内的谷胱甘肽水平。

要点

人工甜味剂虽然不会让血糖升高，但可能会让人想摄入更多的糖分。

果葡糖浆
——液态糖并不健康

果葡糖浆，顾名思义，指的是含有果糖和葡萄糖的液体甜味剂。果汁、冰激凌、调味料和方便食品等很多东西中都有它。

要想远离痴呆，购买食品时一定要看成分表。如果看到食品包装上“果葡糖浆”的字样，请将其放回货架。一旦养成这个习惯，你就会惊讶地发现，将拿起的食品放回货架的次数竟如此之多。

果葡糖浆之所以被划入“不宜食用”之列，主要有三个原因。

果葡糖浆不利于健康的原因

◆ 其中的葡萄糖会使血糖飙升。

◆ 其中的果糖会给肝脏造成负担。

◆ 农药残留问题令人担忧。

首先是血糖飙升的问题。消化大米等固体食物需要一定的时间。但是，果葡糖浆是液态的。消化液体糖不需要很长时间，所以人摄入果葡糖浆后，血糖会迅速上升。血糖的快速升降是一种会诱发糖尿病的危险因素。

其次，果糖会给肝脏造成负担。果糖不会像葡萄糖那样直接使血糖升高。但是，果糖转化为葡萄糖时，需要肝脏工作，这会让肝脏疲劳。肝脏功能不良也会增加升高血糖的风险。事实上，在慢性肝炎患者中，血糖正常的人仅占一半。

此外，果葡糖浆的原料是玉米和土豆，它们大多是进口农作物。**日本曾在用进口玉米制成的果葡糖浆中检出农药残留，引发了国内的广泛讨论。**

要点

要想避开果葡糖浆，只能自己查看食品配料表。

第3章

每日宜吃食物的选购和食用指南

适宜食用的食物①

水
——最该优先摄入，但往往摄入不足

要想预防痴呆，水是最应该积极摄入的。可能有人会觉得不可思议："水，不是谁都在喝吗？"还有人会问："喝水真的对预防痴呆有效吗？"

但是，摄入足够的水才能有效预防痴呆。**前来咨询的人经常跟我说，有意识地要求痴呆患者多喝水之后，他们的面部表情变得生动了，说话清楚了，夜间徘徊、言语攻击或辱骂行为减少了。**

实际上，营养学杂志《营养素》的相关文章指出，与健康人群相比，无论是阿尔茨海默病患者还是血管性痴呆患者都更容易出现脱水症状。

我们身体的60%是水。例如，体重50千克的人体内就有约30千克水。这些水约60%存在于细胞中，约40%存在于血液和细胞外液中。

随着年龄的不断增长，人体能储存的水量会逐渐减少。此外，如果变得不容易感到口渴，或者因为懒得上厕所而少喝水，那就更容易脱水。

如果担心会患上痴呆，平时就要注意摄入足够的水，不要让身体缺水。**只要少量多次地喝，基本上就不会有“喝水过量”的问题。**

那么，每天要喝多少水才算喝够呢？

我们的身体每天会通过排泄、呼吸和出汗等方式排出2.5升左右的水分。

而我们从吃的食物中摄入的水也就1升左右。体内产生的水（代谢水）只有0.3升左右，而剩下的1.2升需要从饮品中补充。

不妨把目标定得高一点儿——每天喝1.5升水。

喝水的诀窍是要一点儿一点儿喝。如果一口气喝太多，大部分水都会变成尿液排出去。

人体一次最多能吸收200毫升的水。一般的小杯子，倒七八分满时是100毫升，所以你可以每次喝2小杯。理

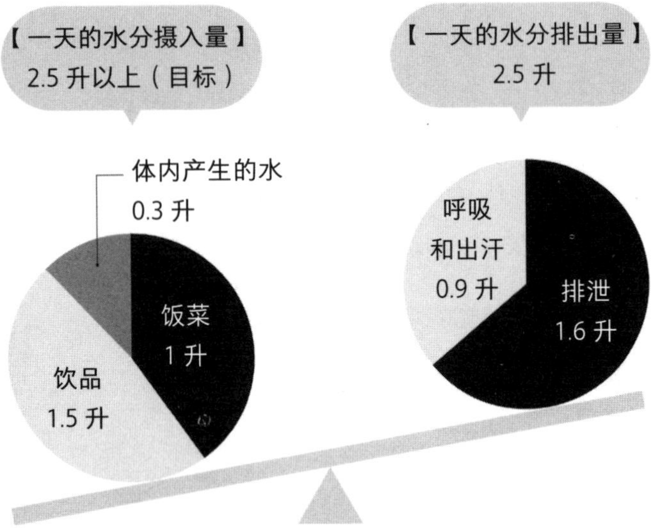

一天的水分摄入量要大于排出量

有研究表明，体内水分只要减少 1%~2%就会影响认知功能。即使什么也不做，我们的身体每天也会排出 2.5 升的水。要养成即使不渴也要认真喝水的习惯想的情况是每天喝 8 次（醒着的时候每 2 小时喝 1 次）。

一口气喝大量水很危险，可能会引起“水中毒”。水中毒会导致低钠血症，进而使人出现头晕、头痛和恶心等症状。

水在人体内的主要作用如下所示。

水的主要作用

- 维持体温。
- 维持身体细胞的正常功能。
- 将营养成分和代谢物溶解在血液中并运输。

水还有一项重要功能，就是能将积聚在大脑内的、可诱发痴呆的 β-淀粉样蛋白冲洗掉。如果体内水分不足，β-淀粉样蛋白就容易沉积。

令人吃惊的是，研究表明体内水分减少 1%~2%，就可能导致认知功能下降。对一个体重 50 千克的人来说，1%~2% 就是 300~600 毫升。**这意味着身体的缺水量只要约等于一瓶瓶装水，大脑功能就会受到影响。**

当你因运动或其他因素比平时出汗多时，你就需要补充更多的水分。由于汗液中含有盐分，因此出汗时建议喝淡盐水。盐水浓度以 0.2%（500 毫升水加入 1 克盐）为宜。

要补充水分时，白水是最好的选择。也可以用绿茶代替水，但绿茶含有咖啡因，喝的时候需要注意（见后文“适宜食用的食物⑫　绿茶——放松大脑，减轻压力”）。碳酸饮料、果汁、运动饮料等含糖饮料是不合适的。

也不要喝口服补液盐，因为里面含有大量盐分和糖分。**只有在中暑、发烧、腹泻、呕吐等紧急情况下才可以服用口服补液盐。**

如果喝自来水，自来水中的氯和水管中的铁对人体有害，最好将水烧开或过滤后再喝。

如果喝市面上的矿泉水，不管是国产的还是进口的，选择自己喜欢的就行。

水要每天都喝够。选择口感好且负担得起的饮用水就可以。

要点

每隔 2 小时喝 2 小杯，确保摄入充足的水。

适宜食用的食物②

西蓝花
——异硫氰酸盐很强大

在蔬菜中，尤其建议大家积极摄入的是十字花科蔬菜。

十字花科蔬菜富含维生素，还含有大量被称为“异硫氰酸盐”的植物化学物质——这也是它的一个重要特点。

十字花科蔬菜具有预防痴呆不可或缺的三大能力：抗炎能力、排毒能力、抗氧化能力。

下面将分别详细介绍。

首先，我们来看一下十字花科蔬菜的抗炎能力。

正如第 1 章所述，炎症是导致痴呆的主要原因之一，而十字花科蔬菜中的成分具有较强的抑制炎症的能力。

例如，叶酸等B族维生素不仅能避免血液中同型半胱氨酸的浓度升高（见第1章“炎症⑤ 同型半胱氨酸浓度高很危险”），**还能作用于大脑神经细胞，防止记忆能力和思维能力减退。**

同时，异硫氰酸盐也是一种抗炎能力出色的物质。

其次，我们来看一下十字花科蔬菜的排毒能力。我们周围存在大量有毒物质。但我们不会因此而立即死亡，是因为人体具有处理有毒物质并将其排出体外的能力。

这一排毒工作基本上都是由肝脏来完成的。具体过程是先将有毒物质“包裹起来”，然后将其从肝脏中转移出去并排出体外。而负责执行“包裹”这一任务的酶，就是由异硫氰酸盐调动而来的。

最后，我们来看一下十字花科蔬菜的抗氧化能力。

抗氧化对预防痴呆至关重要，原因我将在第3章的浆果部分详细介绍，十字花科蔬菜的抗氧化能力也是出类拔萃的。

维生素A、维生素C和维生素E是具有强抗氧化能力的典型代表。在十字花科蔬菜中，西蓝花的维生素C含

量是数一数二的。

此外，异硫氰酸盐的抗氧化能力也不容小觑。

要想充分发挥十字花科蔬菜的功效，有一个小小的烹饪技巧，那就是将蔬菜切得碎一些。

实际上，异硫氰酸盐并不是直接存在于十字花科蔬菜中，而是以转化为异硫氰酸盐之前的硫代葡萄糖苷的形式存在于十字花科蔬菜中。

十字花科蔬菜被切碎后，其中的硫代葡萄糖苷会在芥子酶的作用下转化为异硫氰酸盐。

也就是说，十字花科蔬菜只有在切碎后，才会产生异硫氰酸盐。**因此，切碎的蔬菜不要立即烹饪，放置大约 15 分钟后再烹饪。**

此外，烹饪蔬菜时应避免使用过高的温度，可以采用低温蒸、焯或中火炒等方式。

读到这里，可能很多人会想，“一定要吃具有很好的抗炎、排毒和抗氧化能力的十字花科蔬菜！一定要摄入异硫氰酸盐”。

十字花科蔬菜有很多，主要如下页内容所示，其中最值得推荐的是西蓝花。

具有良好的抗炎、排毒、抗氧化能力的十字花科蔬菜

- 西蓝花
- 卷心菜
- 花椰菜
- 罗马花椰菜
- 羽衣甘蓝
- 芜菁
- 白菜
- 芝麻菜
- 西蓝花芽
- 萝卜
- 芥菜
- 西洋菜
- 小油菜
- 京水菜
- 上海青

叶菜要选颜色深、水分大的。烹饪时要焯水（因为十字花科蔬菜容易吸收土壤中的有毒物质），可生食的叶菜要切后放置片刻。食用时要细嚼慢咽，这样有助于蔬菜中产生异硫氰酸盐。

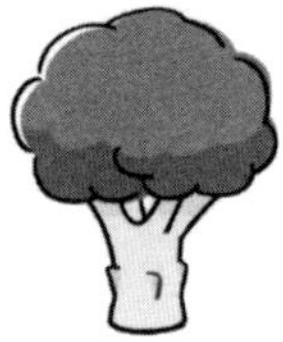

挑选西蓝花时，要选择形状圆润饱满，花蕾密实的。冷冻的西蓝花同样是不错的选择，因为速冻可以锁住蔬菜的营养，并保持其新鲜度。烹饪时，将冻西蓝花自然解冻，切小块即可。

西蓝花含有萝卜硫素（一种异硫氰酸盐），而西蓝花芽里含有更多的萝卜硫素。

大量食用某一种蔬菜的极端做法是不可取的。特别是对西蓝花来说，它含有大量膳食纤维，食用过多可能会导致腹痛、腹泻或频繁放屁。

每天吃 1/4 个西蓝花（约 50 克），再搭配其他十字花科蔬菜，确保每天一共摄入 350 克蔬菜，这样的搭配是比较理想的。

要点

西蓝花与其他蔬菜搭配食用。把蔬菜切碎并细嚼慢咽，效果更佳。

韭菜
——具有抗氧化功能，还能抑制幽门螺杆菌的滋生

韭菜是石蒜科葱属的蔬菜，和大蒜、洋葱是同类。**如果想预防痴呆，韭菜是值得每天食用的食物。**有些人不喜欢韭菜的特殊气味，但我觉得这气味令我胃口大开。

韭菜的独特气味源自蒜氨酸和甲基蒜氨酸，这两类物质在韭菜的叶尖部分含量尤其丰富。蒜氨酸也存在于大蒜和洋葱中，是一种含硫氨基酸，具有很强的抗氧化能力，还有助于肝脏排毒。最近有研究发现，甲基蒜氨酸能抑制幽门螺杆菌的滋生。脑神经医学杂志发表的文章指出，痴呆患者的幽门螺杆菌感染率明显较高，杀灭幽门螺杆菌可有效改善认知功能。

此外，韭菜还富含维生素E、叶酸和钾，**其β-胡萝卜素的含量在蔬菜中也名列前茅，这种物质能在人体内转化为维生素A。**

韭菜容易变质，冷藏一般只能保存3天左右。建议趁其新鲜制成冷冻韭菜。将生韭菜切碎后冷冻，可以增加其蒜氨酸和甲基蒜氨酸的含量。

要点

每天摄入富含有效成分的冷冻韭菜！

养成食用自制冷冻韭菜预防痴呆的习惯

韭菜买来之后，清洗干净，细细切碎，分装入密封袋，冷冻起来。这样不仅可以避免韭菜烂掉，还可以轻松取用，并且其中有效成分的含量也会增加。

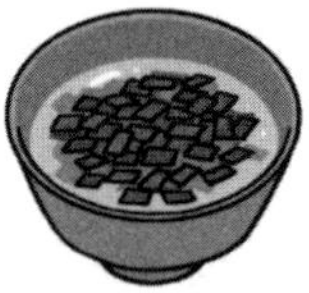

用法① 不解冻，直接放入汤中。

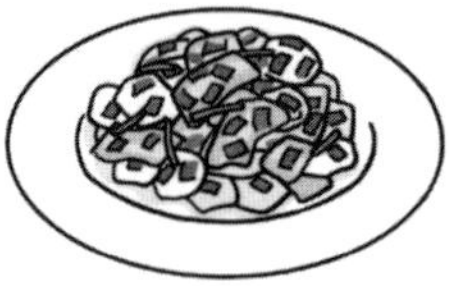

用法② 不解冻，直接做成菜。

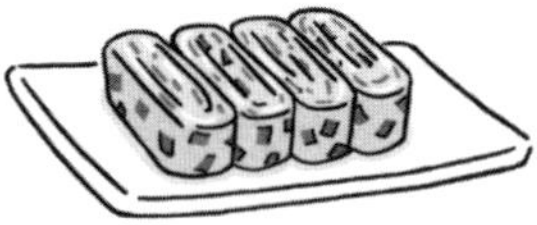

用法③ 不解冻，直接混入打散的鸡蛋中，用来做鸡蛋卷或炒饭。

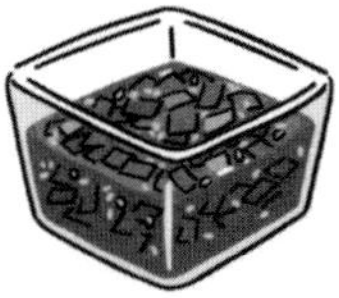

用法④ 将冻韭菜以及适量酱油、醋、砂糖等混合均匀，制成万能调味汁，淋到纳豆、凉拌豆腐、沙拉上。

适宜食用的食物④

大蒜
——不仅可以消除疲劳，而且对大脑也有好处

下面再说一说和韭菜同属石蒜科葱属的风味蔬菜——大蒜。

说到大蒜，大多数人的印象是它具有消除疲劳和滋补的功效。但除此之外，大蒜还具有提高免疫力、预防癌症、促进血液循环、预防血栓、杀菌等多种功效。尤其是在预防癌症方面，**美国国家癌症研究所甚至指出，“大蒜是全世界最具抗癌潜力的食物”。**

大蒜的健康功效主要归功于其富含的一种名为“S-烯丙基-L-半胱氨酸”的含硫化合物。它不仅具有很强的抗氧化性，还在大脑中发挥着多种作用：**抑制β-淀粉样蛋白沉积，防止神经细胞变性，有助于海马**

体神经细胞的再生。

如上所述，大蒜有利于预防痴呆和改善其症状，健康资讯灵通的人早已知晓这一点。

但是，如果说仅靠大蒜就能预防痴呆和改善其症状，那就有些夸张了。导致痴呆的原因有很多，大蒜再好，也不能单凭一己之力担此重任。

要点

可以消除疲劳、预防癌症的大蒜，对大脑也有很多好处。

适宜食用的食物⑤

菌菇类
——使人出现轻度认知障碍的风险减半

蘑菇对痴呆的预防效果已经为大众所熟知，相关研究也在持续进行。**新加坡国立大学开展的一项针对663名60岁以上老年人的研究发现，每周食用300克以上的蘑菇，可使出现轻度认知障碍的风险降低50%。**

而且据研究，与每周食用蘑菇不足1次的人相比，每周食用2次及以上的人患轻度认知障碍的风险降低了一半。

也就是说，每周要至少食用2次蘑菇，且总量要达到300克。

蘑菇为什么有预防痴呆的效果呢？这可能与一种叫

麦角硫因的氨基酸有很大的关系。

研究证明，麦角硫因是一种抗氧化作用和抗炎作用都非常强的物质，不仅能在身体内发挥作用，还能通过血脑屏障储存在大脑内。也就是说，它可以在大脑内发挥其抗氧化和抗炎作用。

此外，麦角硫因还能增加大脑的神经细胞的数量，特别是海马体神经细胞的数量，有助于增强记忆力。

如上所述，麦角硫因可直接作用于大脑，对大脑有益。

此外，它还具有调节肠道环境的作用。痴呆是一种脑部疾病，但其发展与肠道状态密切相关。

而且，蘑菇中含有大量膳食纤维，这种物质也可以改善肠道环境。但是大量食用的话，不溶性膳食纤维会反过来破坏肠道功能，所以不要过量食用。

食用蘑菇时，不限种类。每天摄入约 5 毫克的麦角硫因是比较理想的，要达到这个量的话，不同蘑菇所需的食用量如下：**20 克杏鲍菇（1/2 个）；30 克蟹味菇；50 克香菇（2 大朵）；50 克金针菇。**

不需要吃太多，每周食用 300 克蘑菇即可轻松满足麦角硫因的摄入需求。每天换着蘑菇种类吃或者多种蘑菇混着吃是最理想的。

要点

应该多吃各种蘑菇，目标是每周 300 克，以此摄入对大脑有益的麦角硫因。

适宜食用的食物⑥

秋刀鱼
——含有能保护大脑的优质脂肪

鱼类之所以在预防痴呆方面备受重视，是因为它富含二十二碳六烯酸（DHA）和二十碳五烯酸（EPA），它们都是ω-3家族中的优质脂肪酸。

日本国立长寿医疗研究中心等团队发表的论文指出，**多摄入DHA和EPA可以防止大脑颞叶皮层和额叶皮层体积缩小。**颞叶皮层和额叶皮层与认知功能有关，因此防止这两者体积缩小有助于预防痴呆。

另外，DHA是大脑磷脂的主要构成成分，但随着人年龄的增长，人体内DHA的量会逐渐减少，所以必须通过饮食等方式从外部摄取DHA。研究还发现，老年人积极摄取DHA，有助于维持注意力和工作记忆等认知功能水平。

要想摄取DHA和EPA，可以多吃秋刀鱼、三文鱼、青花鱼、沙丁鱼、鲱鱼、竹荚鱼等体型较小的鱼类。这些鱼不仅价格实惠，而且在日本各地都很容易买到。如果选择这些鱼制成的罐头，食用起来会更加方便。

肉质肥美的秋刀鱼尤佳。当季秋刀鱼的DHA含量在鱼类中名列前茅。但是，如果把秋刀鱼放在烤架上烤，富含大脑所需营养成分的脂肪可能会滴落流失。另外，如果秋刀鱼烤焦，还有致癌的风险。

与其用烤架烤，不如把秋刀鱼与蔬菜等一起用铝箔纸包起来烤。将秋刀鱼做成生鱼片也是不错的选择，因为不用担心其中的营养成分在加热后流失。

如果觉得处理生鱼麻烦，也可以用方便的秋刀鱼罐头代替。罐头中使用的鱼是一年当中最便宜的，也就是当季的鱼。

三文鱼也是富含DHA且含汞量较低的一种鱼。三文鱼肉之所以呈红色，是因为它含有一种叫作“虾青素”的色素。虾青素的抗氧化能力远远高于维生素E或β-胡萝卜素，能有效预防大脑被氧化。

要点

秋刀鱼和三文鱼富含对大脑有益的优质脂肪，既可制成生鱼片食用，也可用铝箔纸包裹，烤后食用。此外，这些鱼制成的罐头也是不错的选择。

适宜食用的食物⑦

牛肉、猪肉、鸡肉
——优质蛋白质是大脑所必需的

从预防痴呆的角度来审视食物时，肉类是比较难判断的食物。食肉过量会导致血液中同型半胱氨酸浓度升高（见第1章“炎症⑤　同型半胱氨酸浓度高很危险”）；但肉类中蛋白质的氨基酸评分很高（必需氨基酸含量均衡），被认为可以预防多种疾病。从这个角度来看，它是一类有益健康的食物。

而且，肉类中含有丰富的蛋白质，而蛋白质是维持大脑功能不可或缺的营养素。

基于以上理由，我认为积极摄入肉类的益处很多。

不过，需要注意肉类中的脂肪含量。持续摄入动物性脂肪的话，坏胆固醇水平会升高，从而导致动脉硬化等生活习惯疾病。食用肉类时要尽量去掉其中的脂肪。

还有一点需要注意。**肉类含有丰富的蛋白质，但如果摄入的蛋白质没有通过充分运动加以消耗，最终会导致同型半胱氨酸水平升高。**请记住，摄入蛋白质和运动应该结合起来。

日本人日常食用最多的三种肉是牛肉、猪肉和鸡肉，它们每100克中都分别含有约20克蛋白质。氨基酸评分很高的也是这三种肉。

它们之间最大的区别是动物脂肪的含量不同。另外，锌、铁等矿物质和维生素含量也不同。

这三种肉的特点，如下所示。

每种肉的特点

◆ 牛肉

脂肪含量较高，维生素含量较低，锌和铁含量较高。

◆ 猪肉

脂肪含量较高，维生素B族含量较高，矿物质含量较低。

◆ 鸡肉

脂肪含量较低，是优秀的纯蛋白质的来源。

总而言之，要想增重、保持活力，就选牛肉。要想缓解疲劳、改善细胞功能，就选猪肉。要想减脂、有效增肌，就选鸡肉。**不过，不要长期只吃一种肉，三种肉要均衡食用。**

选购肉类时，要尽量避免选择便宜的从国外进口到日本的肉，因为它们很有可能含有转基因成分或激素。

当然，并非所有进口肉都不可靠，也并非所有国产肉都值得信赖。**你需要留心挑选，比如查看包装上的标签，去可信赖的店铺购买等，以避免误购品质较差的肉。**

要点

均衡地摄入牛肉、猪肉、鸡肉，并且吃肉后一定要运动。

贝类

——含有有益人体的牛磺酸成分，是人体容易缺乏的锌的来源

贝类富含一种名为牛磺酸的成分。牛磺酸经常出现在功能饮料中，因此提到牛磺酸，很多人可能会认为它只是一种缓解疲劳的物质。事实上，牛磺酸的作用远不止于此。

牛磺酸对健康有多种益处，如增强肝脏功能、降低血液中的甘油三酯水平、调节血压、刺激胰岛素分泌以预防糖尿病、防止视力衰退。

此外，有关痴呆与牛磺酸之间关系的研究也在持续推进。研究表明，牛磺酸不仅对阿尔茨海默病模型小鼠具有显著效果，而且还与胎儿的大脑发育存在紧密联系。

还有报告称，在试管实验中牛磺酸可抑制β-淀粉样蛋白沉积。尽管目前尚未明确牛磺酸能否真正抑制痴呆患者体内的β-淀粉样蛋白沉积，但牛磺酸值得积极摄入。

在贝类中，牡蛎的牛磺酸含量尤其高，并且锌含量也很高。痴呆患者往往会缺锌，因此应多食用牡蛎。除了贝类，章鱼和鱿鱼中也含有牛磺酸。

要点

牛磺酸与痴呆关系的研究正在持续进行。牛磺酸可以从牡蛎等贝类和章鱼、鱿鱼中获取。

适宜食用的食物⑨

鸡蛋

——脑细胞膜和脑内神经递质的构成材料

鸡蛋对健康有益还是有害？人们对这件事的看法也随着时代发生了变化。

以前，大部分人认为“吃鸡蛋会使胆固醇水平升高，所以应该少吃”——当然现在还有一些人这么认为。但现在这个观点已经被科学研究推翻了。

研究发现，从饮食中摄入的胆固醇对血液中胆固醇水平的影响很小。人体内的大多数胆固醇都是在体内合成的，可以被灵活调控。因此，吃鸡蛋不会直接让胆固醇水平迅速升高。

鸡蛋营养价值高，含有大量优质蛋白质。大脑（除去水分）的约40%是蛋白质，因此摄取优质蛋白质是维持大脑健康必不可少的条件。

还有一点很重要，那就是蛋黄中含有卵磷脂。**卵磷脂是脑细胞膜的主要成分之一，也是大脑神经递质——乙酰胆碱的构成材料，摄入卵磷脂有利于预防痴呆。**

鸡蛋不仅不会升高胆固醇水平，还会降低坏胆固醇水平，预防动脉硬化。

鸡蛋还能抑制肝脏中脂肪的积聚，预防脂肪肝。肝脏健康直接关系到人体的解毒功能。

由此可知，鸡蛋是“应该吃的食物”。当然，不能过量，每天吃 1~2 个为宜。

但是，鸡蛋里含有鸡摄入的营养物质和应激代谢物。**相比饲养在狭小笼子里的鸡所产的蛋，最好选择以有机饲料为食、能在地上自由奔跑的“放养鸡”所产的蛋。**

必须承认，与欧美以及部分亚洲国家的养鸡场相比，日本的养鸡场比较落后。不过，注重饲养环境的养鸡场正逐渐增多。

这类养鸡场产出的鸡蛋不仅通过网络销售，如今也开始在超市里销售了。

要点

鸡蛋既能提供神经递质的构成材料，又对健康有诸多益处，建议每天食用 1~2 个。

适宜食用的食物⑩

纳豆
——还可预防血管性痴呆

我一直认为纳豆是一种无可挑剔的完美食物。从预防痴呆的角度来看，纳豆也是日本人每天餐桌上必备的食物。

如果非要说缺点的话，可能就是纳豆那黏糊糊的拉丝粘在嘴边时很难擦吧。

纳豆是一种利用纳豆菌将大豆发酵后制成的日本传统食品。

纳豆的原料是大豆，因此它富含蛋白质，也含有碳水化合物，但其中一半以上是膳食纤维，因此纳豆不易升高血糖。

纳豆还富含多种对健康有益的成分，如异黄酮、大豆皂苷、大豆肽、卵磷脂和纳豆激酶等。其中，与认知功能密切相关的成分是卵磷脂。卵磷脂是脑细胞膜的主要成分之一，也是大脑神经递质乙酰胆碱的构成材料，对维持记忆力至关重要。

纳豆激酶是一种有助于溶解血栓的物质，据说可以预防脑梗死和心肌梗死。换句话说，它有助于预防血管性痴呆。

每天吃一盒纳豆为宜。在往纳豆中加入酱汁或芥末之前，先将纳豆向右快速搅拌 100 次，再向左快速搅拌 100 次，可以试一下边计数边搅拌。

快速移动双手和计数这二者同时进行，可以很好地刺激大脑。

与不搅拌就吃的纳豆相比，多次搅拌后黏性增加的纳豆味道明显更好。

这是因为纳豆的黏性物质中含有谷氨酸。不过，这里的谷氨酸并非人工添加剂，而是一种天然的鲜味成分。纳豆搅拌得越黏，谷氨酸释放得就越多，味道就越发鲜美。

如果不喜欢纳豆，可以每天吃一种其他发酵食品。

味噌汤、泡菜、酸菜和腌菜……这些发酵食品能够滋养肠道，进而对大脑也产生积极影响。

要点

吃纳豆时，可以边快速搅拌边计数，先向右搅拌 100 次，再向左搅拌 100 次。

适宜食用的食物⑪

浆果类和柑橘类水果

——防止大脑被氧化

太甜的水果会给肝脏造成负担，最终使血糖升高。但是，如果是甜度较低、不容易使血糖升高的水果，那么其中维生素和多酚带来的益处就会让水果的利大于弊。

这类水果的典型代表就是浆果类和柑橘类水果。

例如，蓝莓和树莓等浆果不仅富含维生素，也富含花青素（一种多酚）。维生素和多酚具有抗氧化功能，可防止身体和大脑被氧化。

如第1章所述，预防痴呆最基本的就是要关注炎症、有毒物质和营养缺乏，但抗氧化也同样重要。

我们没有氧气就无法生存，但每次消耗氧气时，体内都会产生少量具有攻击性的活性氧。适量的活性氧可以杀死病原体和癌细胞，但如果过量，活性氧就会攻击和损害正常细胞，这一过程就叫作“氧化应激”。

当活性氧攻击脑细胞时，大脑的神经细胞就会受损甚至死亡。此外，活性氧如果过量，就容易造成β-淀粉样蛋白沉积。

浆果能阻止活性氧形成，还能清除已经存在的活性氧。

此外，草莓虽然也属于浆果，但是存在农药残留超标的问题，所以最好别多吃。而且，有的草莓品种糖度高、成熟度高，GI值（见第2章“不宜食用的食物⑧　高GI值、高GL值的食物——会让血糖迅速升高”）也高。

关于柑橘类水果，有一项很有意思的调查。

这项调查关注的是日本宫城县大崎市13000多名市民食用柑橘类水果的情况。调查结果显示，每天都吃柑橘类水果的人患痴呆的风险比每周吃不足2次的人要低14%，即便是每周吃3~4次的人患痴呆的风险也比每周吃不足2次的人低8%。

柑橘类水果中含有一种叫作“川陈皮素”的类黄酮

（一种多酚）。

据研究，川陈皮素除了能抗氧化外，还能作用于神经细胞，改善记忆力，减少β-淀粉样蛋白的沉积。另外，柑橘类水果中，扁实柠檬最近备受关注，因为扁实柠檬的川陈皮素的含量极高。

市面上有各种扁实柠檬汁，但要选择没有添加砂糖等多余成分的“100%纯果汁”。

此外，众所周知，柑橘皮中也含有丰富的川陈皮素。如果买到无农药污染的扁实柠檬，可以切成小块，连皮一起吃。

要点

柑橘类水果应选择无农药污染的，推荐带皮吃。

适宜食用的食物⑫

绿茶
——放松大脑，减轻压力

日本的绿茶多由未发酵的茶叶经蒸制而成，包括玉露、煎茶、番茶和焙茶等。

据说，绿茶能有效预防痴呆。据日本静冈县立大学等机构的研究，绿茶中含有的一种叫作“表没食子儿茶素没食子酸酯”的儿茶素（一种多酚），可以抑制 β-淀粉样蛋白沉积。虽然这一发现是基于动物实验的结果，但将来有望在痴呆患者身上也能看到同样的效果。

绿茶涩味的来源——单宁也是一种多酚。单宁能抑制人体对胆固醇和脂肪的吸收，并具有强大的抗氧化能力。在与大脑相关的功效方面，**它被认为具有放松大脑、减轻压力、激活脑细胞的效果。**

绿茶在一定程度上可以代替水来饮用，不过需留意其中咖啡因的影响。如果喝茶后频繁小便，说明咖啡因的利尿作用明显，就不要喝太多。

此外，咖啡因还有提神醒脑的功效，但下午喝太多可能会影响晚上的睡眠。如果喝绿茶的话，最好在上午喝，或者至少在下午 3 点前喝完。

要点

绿茶也可以抑制β-淀粉样蛋白沉积，建议在上午到下午 3 点之间饮用。

适宜食用的食物⑬

柠檬汁
——持续补充维生素C的首选

要预防痴呆和改善其症状，很重要的一点在于抑制活性氧的产生。**维生素A、维生素C、维生素E和多酚是保护人体免受活性氧侵害的代表性物质。据说，血液中维生素C含量高的人，认知功能更不易下降。**

日本金泽大学的一份研究报告指出，在体内携带ApoE4基因（阿尔茨海默病发生的遗传危险因子）的女性中，血液中维生素C浓度高的人比浓度低的人患痴呆或出现轻度认知障碍的风险低10%。

然而，维生素C是一种较难有效摄取的营养素。这是因为食物中的维生素C是水溶性的，即使好不容易补充了，2小时后未被吸收的部分就会随尿液被排出体外。这样一来，就无法让维生素C在血液中维持较高的浓度。

因此，为了能持续补充维生素C，我采用的方法是喝有机柠檬汁。**当然，还有很多蔬菜的维生素C含量比柠檬高，如甜椒、西蓝花、菜薹等，多食用这些蔬菜是摄取维生素C的基本前提。**在此基础上，再用有机柠檬汁作为补充。

建议每天摄入有机柠檬汁20~30毫升；分次摄入，可以将柠檬汁兑在饮品中或淋到食物上。柠檬汁不需要每次都现榨，超市常见的瓶装有机柠檬汁就很方便。

此外，有的柠檬皮上有农药残留，因此必须选购有机产品。

我尤其推荐柠檬水，它做法简单，只需将水与柠檬汁混合即可。饮用后，身体和大脑都会感到“神清气爽”。

如果用柠檬汁佐餐，它与油炸食品、烤肉或烤鱼搭配都尤其合适，因为它能抑制炎症因子AGEs的生成和吸收。

下次聚会吃炸鸡时，你不妨把盘子中准备的柠檬挤出汁，淋在炸鸡上。这么做既能帮助朋友们预防大脑被氧化，也无须一一询问大家是否需要柠檬汁。

柠檬的功效不只是补充维生素 C 这么简单。

柠檬含有钾，有助于身体排出多余的钠；还有助于身体吸收铁，因此贫血的人不妨多食用。此外，柠檬还有助于人体生成胶原蛋白，达到美容养颜的效果。它还能提升免疫力，预防口臭，缓解疲劳。

尽管柠檬有这么多好处，但在食用时也有一些需要注意的地方。

切勿直接喝未经稀释的柠檬汁原液或过浓的柠檬水。患有反流性食管炎等疾病的人，饮用后可能会加重病情。如果喝了柠檬水之后胃灼热，很可能是其浓度过高。此外，柠檬中的柠檬酸是酸性的，可能会腐蚀牙齿。喝完柠檬水后一定要用清水漱口。

要点

维生素C很快就会被排出体外，若是备有有机柠檬汁，就可以随时补充。

烤红薯
——很甜，但食用方法得当，它就不会升糖

近年来，烤红薯掀起了一股热潮，无论是大超市还是街边小店，烤红薯都十分畅销。一般来说，直接吃热乎乎的烤红薯的话，血糖会迅速升高。不过，只要掌握一个小窍门，血糖就不会上升得那么快。**这个小窍门就是待烤红薯自然冷却后再吃。**

烤红薯冷却后，其中一种名为“抗性淀粉”的物质的含量会增加。**抗性淀粉是一种难以被消化的膳食纤维状态的糖。抗性淀粉被人体吸收的速度较慢，因此血糖上升的速度就慢。**

凉下来的烤红薯的口感也出奇地好，就像冰激凌一样。冷却时，要先在常温下放凉，再放入冰箱冷藏。

红薯其实是一种相当优质的食物。红薯中可溶性膳食纤维和不可溶性膳食纤维含量均衡，是改善肠道环境的绝佳食物。红薯还富含维生素C，具有出色的抗氧化能力。与土豆和谷物相比，食用红薯使血糖上升的幅度相对较小。但需要注意的是，品种偏甜的红薯含糖量也较高，最好避免食用。

要点

想吃甜点的时候，不妨试试凉下来的烤红薯。它虽然甜，但不容易升高血糖。

第4章

保护大脑的饮食原则和烹饪原则

吃得过多会引发各种疾病，而不仅仅是痴呆

认知功能下降可能导致吃得过多。造成这种情况的原因有很多，比如不知道自己的正常食量、对饱腹感感知迟钝或忘记自己已经吃过饭了等。

然而在当今社会，即使没患痴呆，也有很多人无法判断自己合适的食量。

为了身体健康，遵循“吃饭八分饱”的饮食原则非常重要。所谓八分饱，指的是当你感觉“还想再吃一点儿”的时候就放下筷子。总习惯吃到饱的人如果在八分饱的时候就停下来，一开始可能会感到不满足，甚至饿，可能会觉得“这感觉跟没吃一样，再吃一点儿也无妨吧”，还想继续吃。

然而，吃饭控制在八分饱有很多好处。

吃八分饱的好处

◆ 不给肠道等消化系统造成负担。

◆ 血糖不会升得过高。

◆ 睡眠质量会提高。

上文已多次提到，保护肠道、不让血糖飙升可以有效预防痴呆，提高睡眠质量也能有效预防痴呆。

据说，与睡眠良好的人相比，睡眠有问题的人患阿尔茨海默病的风险要高 1.55 倍，出现认知功能退化的风险要高 1.65 倍。

事实上，很多人应该都有这样的感觉：睡足之后，感觉大脑没那么疲惫了，变得更有活力了。

俗话说“饭吃八分饱，医生不用找”。确实如此，饮食适量，不仅可以避免肥胖，还能远离各种疾病，当然也能远离痴呆。

要点

“还想再吃一点儿”的时候就是放下筷子的时候。

要多吃各种蔬菜

多吃各种蔬菜是饮食中需要注意的关键点。

蔬菜中含有的维生素和矿物质，能够使脑细胞的功能保持在最佳状态。正如第 1 章提到的，维生素和矿物质对预防痴呆的重要性不言而喻。

除维生素和矿物质外，蔬菜还富含膳食纤维和具有强抗氧化能力的植物化学物质，如儿茶素和花青素等多酚、虾青素和番茄红素等类胡萝卜素、大蒜素和异硫氰酸盐等含硫化合物。但植物化学物质隐藏在植物细胞内，受细胞壁保护。如果植物的细胞壁不被破坏，这些对人体有益的物质就难以被利用。此外，有些物质在细胞壁被破坏后需要很长时间才能发挥抗氧化作用。建议切蔬菜时尽量切得碎一些，等 15 分钟左右再进行烹饪。

当然，蔬菜也含有糖，但对血糖的影响不大，所以不需要担心。要充分摄入各种蔬菜。

要点

富含维生素、矿物质和植物化学物质的蔬菜，一定要多吃。

建议将蔬菜切得碎一点儿。

具有强抗氧化能力、能保护大脑的植物化学物质

多酚	花青素	蓝莓
	异黄酮	大豆
	黄酮	芹菜、欧芹、青椒
	儿茶素	绿茶、可可
	黄酮醇	西蓝花、洋葱
类胡萝卜素	β-胡萝卜素	胡萝卜、南瓜、西红柿
	番茄红素	西红柿
	叶黄素	菠菜、西蓝花
含硫化合物	大蒜素	大蒜、洋葱、大葱、韭菜、藠头
	异硫氰酸盐	萝卜、卷心菜、白菜、西蓝花、山葵
	萝卜硫素（异硫氰酸盐的一种）	西蓝花、卷心菜、羽衣甘蓝

每种蔬菜都含有多种植物化学物质。每天烹饪并食用多种蔬菜很麻烦，可根据时间、季节食用应季蔬菜。切碎蔬菜、细嚼慢咽更能发挥植物化学物质的抗氧化功能

五官并用，细品食物

不难想象，对大脑的良好刺激能有效预防痴呆和改善其症状。对大脑的刺激来自视觉、听觉、嗅觉、触觉和味觉。烹饪和用餐时也不要只注重味觉，而是享受食物对所有感官的刺激。

首先，要重视食物外观带来的视觉刺激：购买食材时，要仔细挑选；装盘时，也要尽量使菜品美观。

其次，要倾听各种声音带来的听觉刺激：在砧板上切菜时的声音，往锅中放菜时的声音，盘子和筷子相碰的声音……厨房和餐桌是声音的宝库。

再次，感受食物的香气带来的嗅觉刺激。在烹饪过程中，食材的气味会发生惊人的变化。

最后，**热食趁热吃、冷食趁冷吃也是一种感官上的享受。**我们可以通过舌头、口腔和指尖的触觉来感受食物的温度。

除此之外，用餐时不能狼吞虎咽，而要细嚼慢咽。与家人和朋友一起共度美好时光，悠闲地边聊边吃，也能给大脑良好的刺激。

要点

烹饪和用餐时要全面调动五种感觉，而不仅仅是味觉。

细嚼慢咽不仅能防止进食过量，还能增加大脑的血流量

我们从小就被教导“吃饭要细嚼慢咽”。然而成年后，很多人开始吝惜咀嚼时间，吃得越来越快。进食过快会导致肥胖，而肥胖又会导致生活习惯疾病和痴呆。

从开始进食到有饱腹感，一般需要 20 分钟。如果你细嚼慢咽，就能让大脑认为“吃了很多”，饱腹感就会来得更快。

相反，如果你没有充分咀嚼，10 分钟就吃完饭，那么由于你还没有饱腹感，就会不自觉地想再吃点儿。

研究表明，充分咀嚼还能增加大脑的血流量。

据日本东京都健康长寿医疗中心研究所的报告，“仔

细咀嚼能使大脑的血流量增加约 50%，而不仔细咀嚼则会使海马体神经细胞减少 30%”。

不言而喻，大脑血流量增加可以为大脑和神经细胞提供充足的新鲜氧气和营养，并有助于 β-淀粉样蛋白等大脑代谢物顺畅排出，防止其沉积。

那么，应该咀嚼多少次呢？理想情况是每口食物咀嚼 30 次。吃固体食物时要咀嚼，喝水时建议也用“咀嚼”的方式来喝。

根据东京都健康长寿医疗中心研究所的研究，只是进行“咀嚼想象”也能刺激大脑神经。

总是 10 分钟左右就匆匆吃完饭的人，不妨从现在起细嚼慢咽，养成用 30 分钟吃完一顿饭的习惯。

每顿饭多花 20 分钟，三顿饭就意味着一天吃饭时间会增加 60 分钟。其实，只要减少一些玩手机或电脑的时间，这点儿时间还是可以挤出来的。

要点

细嚼慢咽可以增加大脑的血流量，让大脑的神经细胞充满活力，还有助于排出大脑代谢物。

选择低温烹饪，隔水加热尤佳

引发身体炎症的不良物质AGEs是诱发痴呆的重要风险因素。AGEs是葡萄糖与蛋白质结合后产生的，烹饪过程中也会产生AGEs。

食物在油炸或烘烤过程中产生的AGEs比蒸煮时产生的多5~10倍。

例如，烤得香脆的培根和可口焦黄的香肠中含有大量AGEs。许多加工肉制品在生产过程中都去除了水分，以便能长时间保存，这使得葡萄糖和蛋白质更容易结合在一起，产生更多的AGEs。如果食用前再将其用高温烹饪，那么其中的AGEs会进一步增加。

由于AGEs会增加患痴呆的风险，因此平时应尽量用低温烹饪食物。相比炸、烤、炒，蒸、煮是更安全的选择。如果能在55~95℃的水温中对食物进行隔水加热就更好了。

特别是在烹饪生肉时，将其放入密封塑料袋中隔水煮是最理想的。这样做不仅可以大大减少AGEs的生成，而且还可以牢牢锁住肉的香味，让你吃到最原汁原味的肉。

不过，低温烹饪生肉和鱼时，要充分杀菌。有害细菌一旦残留在食物内的话，便会引发炎症，破坏肠道环境，不利于预防痴呆。

对肉类杀菌时，需要将其加热到75℃以上，并保持至少1分钟。这不仅仅是针对肉类表面，而是包括内部在内的所有部分都要达到75℃并持续1分钟以上。使用可测量肉类内部温度的温度计，就能更准确地确定肉的温度。

顺便说一句，无论再怎么不想增加体内的AGEs，也不可能一日三餐的食物都采用低温烹饪。你肯定偶尔也想吃油炸食品，也想与家人、朋友一起享受烧烤的乐趣。在这种情况下，可以在食物上面淋点儿柠檬汁或者醋，能在一定程度上抑制AGEs的生成，减少身体对其的吸收。

要点

低温烹饪时尤其推荐隔水加热法，这样做不仅可以减少AGEs的生成，还可以保留食物的原始风味。

加热烹饪用油，选橄榄油就好

上文提到加热烹饪时建议使用蒸、煮或隔水加热的方法。话虽如此，但有时候烹饪还是需要炒或炸，这时候必须用到食用油。

油脂中的脂肪酸根据其结构和特性可以分为不同的类型，主要有 ω-9、ω-6 和 ω-3。

在食用油中，特别推荐的是含 ω-9 的橄榄油。ω-9 可有效降低胆固醇，还可以预防高血压、动脉硬化和便秘等。这意味着橄榄油有助于减轻炎症，避免肠道环境恶化，而炎症和肠道环境恶化都容易诱发痴呆。

橄榄油可分为用橄榄冷榨的特级初榨橄榄油和经过精炼的纯橄榄油。特级初榨橄榄油有更浓郁的味道和香气，不易氧化，还充分保留了对健康有益的微量元素。

色拉油和芝麻油含有大量 ω-6 脂肪酸。ω-6 脂肪酸摄入过多可能会引起炎症、过敏、好胆固醇减少等问题，增加患痴呆的风险。

亚麻籽油和紫苏籽油富含 ω-3 脂肪酸。以 DHA 和 EPA 为代表的 ω-3 脂肪酸也是有益健康、能预防痴呆的脂肪酸。但是，ω-3 脂肪酸的缺点是不耐热，容易氧化。**最好不要对含有 ω-3 脂肪酸的油加热。**

用于加热烹饪的油，特级初榨橄榄油是最佳选择。

需要注意的是，食用油氧化后会生成有毒物质。**为了防止氧化，建议不要购买大容量包装的油，并尽快用完。**

除了加热烹饪以外，食用油还可以直接淋在食物上。要想预防痴呆就要控制碳水化合物的摄入，但这可能会导致能量供给不足，适量摄入食用油可以弥补这一点。

要点

加热烹饪时，最好选用特级初榨橄榄油。

碳水化合物要与蛋白质、脂肪一起摄入

我们在上文已反复强调过，血糖快速升高是导致痴呆的重要原因之一。控制好餐后血糖，对预防痴呆具有重要意义。

按照饮食顺序疗法，养成“先吃蔬菜，再吃富含碳水化合物的食物”的习惯，餐后血糖就不容易快速升高。

将碳水化合物与蛋白质、脂肪一起摄入，也能减缓碳水化合物消化吸收的速度，从而有效避免餐后血糖急剧升高。**米饭不宜单独食用，最好做成蛋包饭或者炒饭，这样就会减缓碳水化合物的消化和吸收速度。**同样，吃面包配上橄榄油比干巴巴地吃面包要健康。碳水

化合物少摄入为妙，实在想吃富含碳水化合物的食物时，应该在做法上下点儿功夫。

与米饭和面包一样，大福等日式甜点几乎不含油，单独食用可能会导致血糖急剧升高。吃大福时，**建议先饮用一勺橄榄油或喝一杯加了椰子油的咖啡。**

要点

巧妙利用鸡蛋和油，不要单独食用富含碳水化合物的食物。

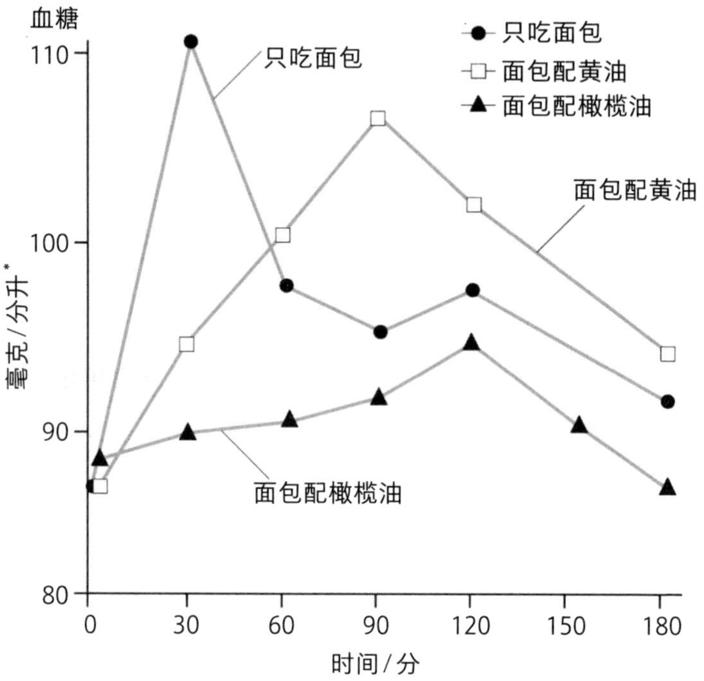

碳水化合物和脂肪一起摄入可减缓血糖的上升速度

上图是只吃面包、面包配黄油和面包配橄榄油时血糖的变化情况对比图。单独食用面包30分钟后，血糖就会迅速上升；食用面包搭配黄油、橄榄油时，血糖上升速度变慢，血糖峰值也变低了

---

* 血糖浓度的国际标准单位为毫摩尔/升（mmol/L）。1毫摩尔/升=18毫克/分升（mg/dL）。——编者注

改变进食顺序可降低患痴呆的风险

法国菜大多遵循特定的上菜顺序：先上开胃菜、沙拉，接着是汤，随后是肉或鱼等主菜，最后上甜点。这一顺序非常符合预防痴呆和守护健康的原则。

糖尿病治疗中有时也采用饮食顺序疗法。这种疗法就像法国菜的上菜顺序一样，建议按照“蔬菜→汤→蛋白质→糖”的顺序进食。

那么，日式料理据此就是按“水煮蔬菜→味噌汤→烤鱼→米饭”的顺序进食。

血糖是不断变动的，研究表明，餐后血糖急剧升高会增加患心肌梗死、脑梗死等心脑血管疾病的风险。

不过，已有研究指出，只要按照正确的顺序进食，就能有效防止餐后血糖急剧升高。

持有注册营养师和日本糖尿病疗养指导师资格证书的农学博士今井佐枝子就做过这样一个实验。

今井让只接受饮食疗法的糖尿病患者分成两组：一组按“蔬菜→米饭”的顺序进食，另一组按“米饭→蔬菜”的顺序进食。随后，今井通过监测两组患者餐后血糖和胰岛素水平发现，**与按“米饭→蔬菜”顺序进食的患者相比，按“蔬菜→米饭”顺序进食的患者的餐后血糖和胰岛素水平都降低了 20%~30%。**

因此，先吃蔬菜能避免血糖迅速升高，并且还能减少胰岛素的分泌。**如果胰岛素长期过度分泌，效力就会减弱。胰岛素的效力减弱后，β-淀粉样蛋白就会加速沉积。**还记得我们在前文中说过这一点吧？

不管是预防糖尿病还是预防痴呆，正确的进食顺序都是先吃蔬菜，最后吃富含碳水化合物的食物。吃蔬菜时要花点儿时间，细嚼慢咽，最后吃点儿米饭就足够了。

要点

按正确的顺序进食，最后才吃一点儿米饭。

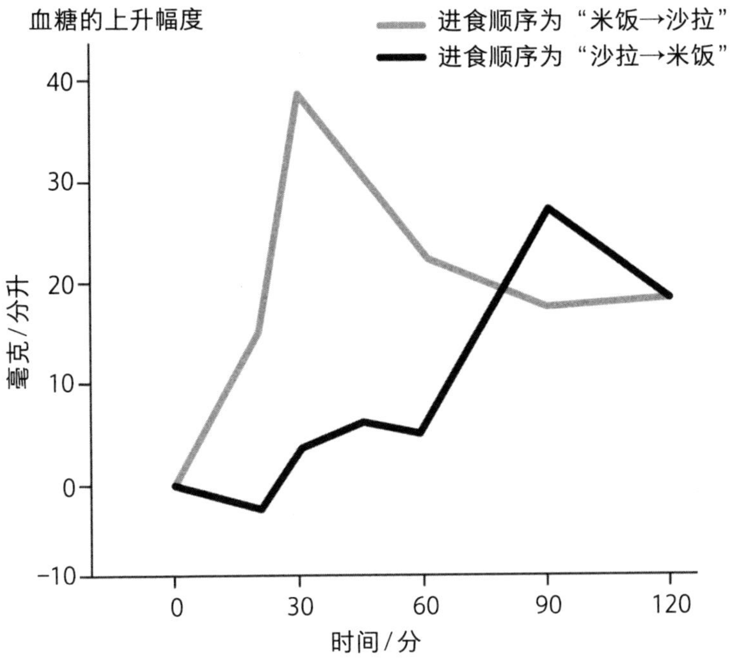

只需改变进餐顺序就能避免血糖急剧升高

上图是10名健康男女分别按“米饭→沙拉”和“沙拉→米饭”的顺序进食后血糖的变化情况。先吃米饭，餐后30分钟血糖就会飙升。但如果先吃沙拉，餐后90分钟内，血糖会缓慢上升，峰值也比较低

虽然是糖，但抗性淀粉却很神奇

第 3 章“适宜食用的食物⑭　烤红薯——很甜，但食用方法得当，它就不会升糖”部分也提到过，加热后的碳水化合物在冷却过程中会生成一种叫作“抗性淀粉”的物质。

抗性淀粉虽是淀粉类物质（仍属于糖），但淀粉结构发生了改变，会变得难以消化。物质不易消化就意味着不易被分解成葡萄糖，也不易被吸收，对血糖影响较小，即不易升高血糖。

不易升高血糖只是抗性淀粉众多优点中的一个。

抗性淀粉还能滋养肠道中的有益细菌，如双歧杆菌和丁酸梭菌，从而调节肠道菌群，改善肠道环境，而这对大脑也有益。

此外，它还能让人有饱腹感，提高胰岛素敏感性，帮助燃烧脂肪等。这些益处也能间接促进大脑健康。

关于抗性淀粉还有一个有趣的故事。

在巴布亚新几内亚海岸附近的基塔瓦岛上，很多居民体内都携带易患痴呆的ApoE4 基因。但实际上，基塔瓦居民中痴呆的发病率处于极低水平。

据说，他们之所以很少患上痴呆，可能跟岛上居民的传统饮食有关——他们长期食用富含抗性淀粉的山药、芋头、红薯等食物，并且都是在其抗性淀粉含量较高时食用。

红薯、土豆等根茎类蔬菜，豆类，大米等在烹饪冷却后，抗性淀粉的含量会增加。

因此，要想预防痴呆，米饭先冷却后再吃，而不是吃刚蒸出来的。

如果觉得凉米饭不好吃，也可以用微波炉加热后再吃。一旦抗性淀粉的含量增加，凉米饭即使重新加热，其中的抗性淀粉含量也仍会高于刚蒸出来的米饭。

要点

大脑喜欢冷却后的米饭，而不是刚蒸出来的米饭。将米饭先冷却后再用微波炉加热也可以。

以黄金配比摄入碳水化合物、脂肪和蛋白质

在构建身体和大脑所需的营养素中，最为重要的是碳水化合物、脂肪和蛋白质，它们被称为“三大营养素”。

碳水化合物、脂肪和蛋白质也被称为“产能营养素”，我们一天所摄取的能量取决于这些营养素的摄入量。

这三种营养素的摄入比例叫作“产能营养素配比”。要想预防痴呆，这些营养素有一个黄金配比。

日本厚生劳动省公布了健康饮食最理想的产能营养素配比：碳水化合物占50%~65%，脂肪占20%~30%，蛋白质占13%~20%。然而，从预防痴呆的角度来看，

这一配比中的碳水化合物摄入比例过高。

正如第 1 章所述，炎症易引发痴呆，**为了避免引起炎症反应，需要注意控制碳水化合物的摄入量。**

蛋白质的摄入比例控制在厚生劳动省所建议的 20% 左右即可。**蛋白质摄入过多会增加消化系统负担，导致肠道环境恶化。**ReCODE 法建议其余的 80% 应由 65% 的脂肪和 15% 的碳水化合物组成。

对身体活动量处于一般水平的成年人来说，女性每天所需的能量约为 2000 千卡（1 千卡≈4.2 千焦），男性约为 2600 千卡。我们试着将其按“15% 来自碳水化合物、65% 来自脂肪和 20% 来自蛋白质”的黄金配比来分配吧。

产能营养素黄金配比的目标值

◆ 女性所需 2000 千卡能量的来源分配

碳水化合物 300 千卡（75 克）

脂肪 1300 千卡（144.4 克）

蛋白质 400 千卡（100 克）

◆ 男性所需 2600 千卡能量的来源分配

碳水化合物 390 千卡（97.5 克）

脂肪 1690 千卡（187.8 克）

蛋白质 520 千卡（130 克）

但根据日本《国民健康营养调查》(2019 年版)，40 岁的女性平均每天需摄入碳水化合物 220.4 克、脂肪 59.1 克、蛋白质 65.9 克（日摄入能量为 1729 千卡）；40 岁的男性平均每天需摄入碳水化合物 274.3 克、脂肪 69.7 克、蛋白质 79.2 克（日摄入能量为 2172 千卡）。从中可以看出无论是男性还是女性，碳水化合物的摄入量几乎都是目标值的 3 倍。

将碳水化合物的摄入量直接减少到 1/3 是非常困难的，**并且突然减少其摄入量有时会导致头晕目眩，没有精神。**

刚开始，做到“少摄入点儿碳水化合物”就行。重要的是，要持之以恒地坚持下去。

要点

逐渐减少碳水化合物的摄入量，不要勉强，最终将摄入量减少到现在的 1/3 左右。

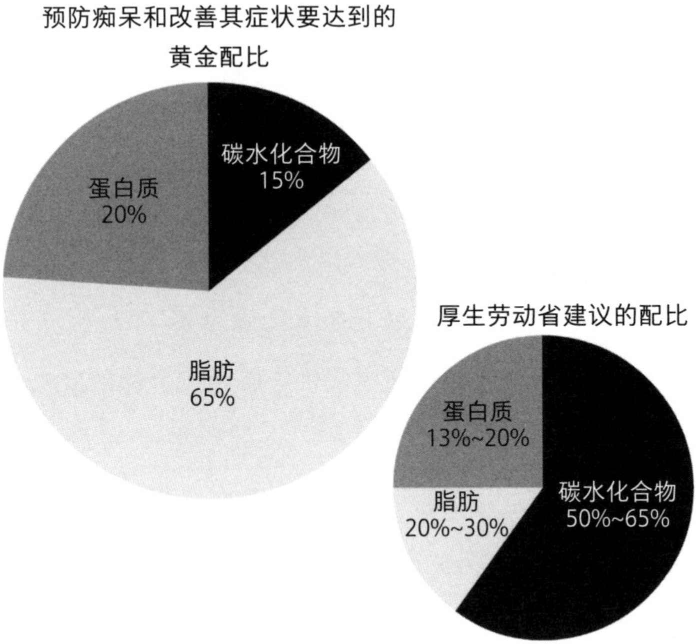

碳水化合物、脂肪、蛋白质的配比

一般情况下，男女产能营养素配比都为碳水化合物 50%、脂肪 30%、蛋白质 20%，与厚生劳动省建议的配比大体一致。但要想预防痴呆，需要将碳水化合物所占的比例降到目前的 1/3 左右

资料来源：日本厚生劳动省发布的《1-5 产能营养素配比》

每天喝一碗骨汤很有好处

近年来，骨汤在对健康较为关注的人群中逐渐流行起来。骨汤是用牛、猪、鸡、鱼等动物带骨的肉熬的汤。

将带骨的肉加水用小火炖煮，可以充分提取骨头中的胶原蛋白、明胶、氨基酸、矿物质和维生素，熬出一道香味浓郁的骨汤。

胶原蛋白不仅是能让皮肤焕发光彩的重要蛋白质，还是打造强健的骨骼和肌肉、增强关节灵活性的重要物质，堪称助力人们长久独立行走的必需物质。

经常听人说“长期卧床容易患痴呆”。而反之，“经常走路可以有效预防痴呆”这一观点也得到了日本东京都健康长寿医疗中心研究所的证实。

最近，日本新田明胶公司公布的一项研究报告显示，胶原蛋白可能有助于大脑恢复活力。据称，该公司内的 30 名员工每天摄入 5 克胶原蛋白肽，1 个月后他们的大脑健康指标的评分有所升高。

骨汤还富含一种名为谷氨酰胺的氨基酸，有助于预防肠漏症。肠漏症是引发痴呆的重大风险因素，还记得吧？

骨汤的制作方法非常简单。将带骨的肉和洋葱、姜、蒜等几种蔬菜放入锅中，加入适量的水（水刚刚没过食材），再加入适量的醋和盐，中火煮沸。水沸腾后转小火，炖 90 分钟左右（用高压锅效果更好）。最后用滤网或纱布过滤，骨汤就制作完成了。

骨汤冷藏可以保存 2~3 天，冷冻可以保存 3 周左右。

骨汤既能护脑又能健脑，是一道能有效预防痴呆的汤。**可以一次多做一些，最好养成每天喝一碗的习惯，**比如可以用骨汤来制作每天喝的味噌汤。

要点

骨汤需用小火慢炖。骨汤富含对大脑有益的营养成分。

大脑喜欢的美味！骨汤的简单做法

原料 （得到 600 毫升骨汤）

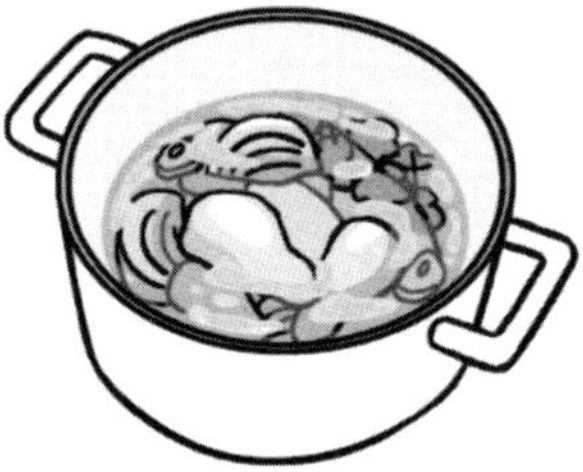

水　1 升

带骨肉[1]　500 克

蔬菜[2]　适量

盐　1/2 小勺

醋　1 小勺

注：1　鸡翅、猪肋排、牛尾骨等都比较好用。也可以用多种带骨肉搭配来炖骨汤，还可以用鱼骨炖。

2　一般需要洋葱一个（切块）、姜一片、大蒜一瓣、欧芹适量。

做法

1. 在带骨肉上划几刀。有时间的话，将蔬菜切碎一点儿，放置 15 分钟左右。

2. 将所有的原料放入锅中，中火煮沸，撇去浮沫。

3. 煮沸后转小火炖 90 分钟左右。水量减少后可添适量水。

4. 关火，放凉后用滤网或者纱布滤出骨汤。把肉从骨头上剥离并切碎，用来做菜。

每天合理安排用餐时间

引发痴呆的β-淀粉样蛋白在患者出现症状之前的20多年就开始一点点地沉积了。所以，要想预防痴呆，平时养成良好的生活习惯很重要。

每天在什么时间用餐，是重要的生活习惯之一。

那些每天用餐时间不固定的人要尽量在固定时间用餐。

此外，要想预防痴呆，必须合理安排用餐时间，你需要格外注意两点。

合理安排用餐时间

◆ 务必在睡前 3 小时结束用餐。

◆ 晚餐与次日早餐之间要相隔 12 小时。

例如，你如果晚上 7 点吃完晚饭，那么就在晚上 10 点左右睡觉，次日的早餐时间应当在早上 7 点以后。

为什么这种做法对大脑很重要呢？

在睡前 3 小时结束用餐可以使血糖稳定，还可以减少胰岛素的分泌。**如果临睡前才吃晚饭，睡觉时血糖就处于升高状态，那么血糖和胰岛素就会长时间维持在较高水平。**胰岛素长期大量分泌会导致胰岛素抵抗，增加人们患糖尿病和痴呆的风险。

此外，如果在饱腹状态下入睡，消化系统在睡眠期间也会保持活跃，从而使睡眠质量下降。**大脑会在人睡眠期间清理 β-淀粉样蛋白等代谢物，梳理记忆并修复功能。睡眠质量下降对大脑伤害很大。**

建议在晚饭后的 3 小时内安排洗澡、阅读、与家人聊天等活动。

那么，为什么晚餐与次日早餐之间要相隔 12 小时？

如果能在晚餐与次日早餐之间禁食 12 小时，体内的葡萄糖就会被消耗殆尽。当葡萄糖被耗尽时，一种名为“酮体”的物质就会成为替代能量来源。《营养素》上发表的文章指出，酮体成为能量来源后，可提升脑源性神经营养因子（BDNF）水平，为大脑提供营养。

在现代快节奏的生活中，人们事务繁忙。不管是“在睡前 3 小时结束用餐”，还是“晚餐与次日早餐之间要相隔 12 小时”，人们乍一听，可能都会觉得“难以实现”。但是，进餐时间对大脑影响甚大，这一点不容忽视。

不妨尝试提前规划好每日用餐时间，并据此合理安排一天的日程。预防痴呆正需要在生活习惯中进行这样灵活且科学的调整。

要点

不妨提前规划好用餐时间，并据此合理安排一天的日程。

每天称体重，了解自己的BMI

过瘦或过胖都会增加一个人患痴呆的风险。每天在同一时间称体重并关注自己的体重是预防痴呆的必要手段。试着养成早上起床，上完厕所后就去称体重的习惯。

要正确判断自己的体重是轻还是重，体重指数（BMI）是很方便的参考指标。建议将BMI保持在22作为目标，并据此调整饮食。如果BMI高于22，则要稍微减少糖的摄入并注意用餐时间。每天关注BMI，采取相应的措施让自己的体重处于合理范围，有助于降低人们患痴呆的风险。

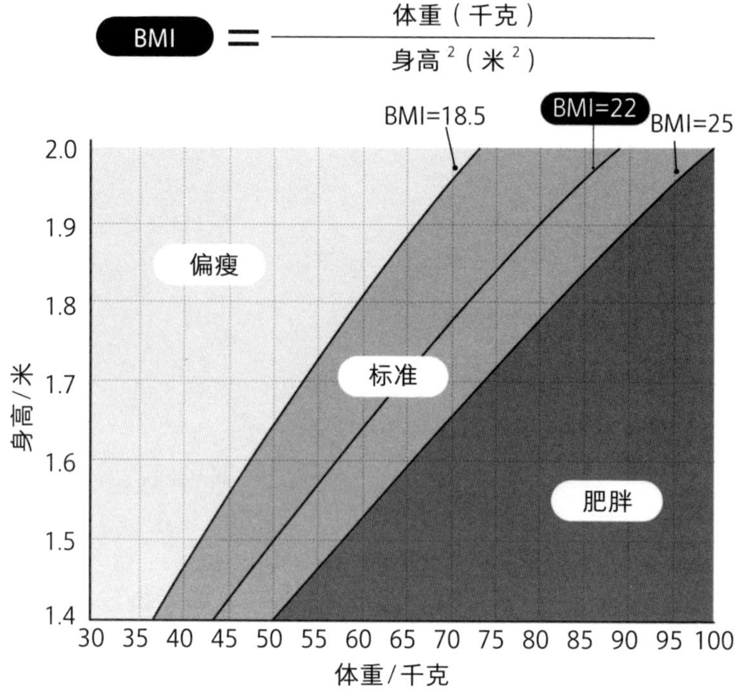

BMI为22对应的体重是不易患病的标准体重

日本肥胖学会制订的标准是BMI低于18.5为“偏瘦”，BMI处于18.5至25之间为“标准”，BMI高于25为“肥胖”。BMI为22对应的体重是标准体重，从统计学角度来看，BMI为22的人最健康。日本女性的平均身高是1.58米，男性是1.71米。依据BMI的计算公式，这一身高的女性的标准体重应为54.9千克（1.58×1.58×22）；这一身高的男性的标准体重则是64.3千克（1.71×1.71×22）

资料来源：日本厚生劳动省发布的《饮食平衡指南》

结 语

在这本书中，我介绍了很多与痴呆相关的知识。可能有的人看完后会感到无所适从，感叹：“要做这么多事情吗？”

但你不必现在就按书中的所有建议行事，**先从能做的事情做起就可以了。**这也正是我提供诸多建议的初衷。

痴呆的发病原因错综复杂。要想“避开所有致病因素”是不可能的，但“尽可能减少相关因素的影响”应该是可以做到的。就从今天开始试一试吧。

可能一想到痴呆，很多人就感到害怕。但也无须太过焦虑，在生活中保持愉悦的心情至关重要，因为如何度过每一天与患痴呆与否不无关系。

根据日本的一项调查，很多痴呆患者年轻时寡言少语、固执、不合群、脾气暴躁。相反，很多上了年纪仍然身体健康、没有患痴呆的人，年轻时开朗、积极、善于交际且行动力强。

在力所能及的范围内，遵循从本书中学到的饮食规则，尽情享受生活，不必忧心忡忡。你已然掌握了远离痴呆的有力法宝，大可放宽心。

本书第 3 章各小节标题中提及的食物是重点推荐的。但并不是说在日常生活中只吃这些食物就可以，而是要以这些食物为主，自由搭配其他食物。日常要保证水分的摄入充足，多吃各种蔬菜，同时确保碳水化合物、脂肪和蛋白质的均衡摄入。你可以把这张纸复印后沿虚线裁剪下来，贴到冰箱上或放到平时用的购物袋中。

有助于大脑恢复活力的食物清单

富含碳水化合物的食物

糙米　荞麦
芋头　山药
红薯

油脂

橄榄油　稻米油　葵花子油　牛油果油
亚麻籽油　紫苏籽油　澄清黄油

蛋白质

肉类　牛肉　猪肉　鸡肉　马肉　鸭肉　羊肉

水产类　竹荚鱼　沙丁鱼　鱿鱼　鳗鱼　贝类（牡蛎、花蛤、文蛤、扇贝等）　鲣鱼　三文鱼　青花鱼　秋刀鱼　章鱼　金枪鱼罐头（水煮）　鲱鱼　星鳗　香鱼　龙利鱼　鲽鱼　甲鱼　带鱼　鳕鱼　虾　小银鱼　鲑鱼子　青海苔　海蕴　裙带菜

蛋、豆类　鸡蛋　纳豆　鹌鹑蛋　大豆　鸽子蛋

蔬菜

芜菁　南瓜　花椰菜　卷心菜　西洋菜　羽衣甘蓝　小油菜
茼蒿　姜　芹菜　白萝卜　洋葱　上海青　西红柿　大葱　韭菜
胡萝卜　大蒜　白菜　香菜　欧芹　青椒　西蓝花
西蓝花芽　菠菜　京水菜　藠头　樱桃萝卜　芝麻菜　生菜
山葵　菌菇类（金针菇、香菇、杏鲍菇、蟹味菇等）芦笋　秋葵
牛蒡　苦瓜　紫苏　三叶芹　长蒴黄麻　莲藕

水果

浆果类水果（树莓、蓝莓等）
柑橘类水果（橙子、柚子、柠檬等）　樱桃

饮品

水　苏打水　绿茶（玉露、煎茶、番茶、焙茶等）　薄荷茶　红茶
有机无添加豆奶　柠檬水

调味料

味噌　酱油　甜菜糖　低聚糖
罗汉果糖　甜菊　木鱼花　酒曲
盐曲　酒糟　柠檬汁

其他

泡菜　酸菜　腌菜
黑巧克力　骨汤

本书资料仅供参考之用，不能替代医生的建议和护理，您应该在运用本书所述的方法前咨询医生。作者和出版方不承担任何可能因使用本书中包含的信息而产生不良影响的责任。

著作权合同登记号　图字：01-2025-1801

图书在版编目（CIP）数据
吃对一日三餐　远离阿尔茨海默病 /（日）山根一彦著；杨玉玲译. -- 北京：北京科学技术出版社，2025.
ISBN 978-7-5714-4686-4
Ⅰ. R749.105
中国国家版本馆CIP数据核字第2025AF3025号

策划编辑：张晓燕	电　　话：0086-10-66135495（总编室）
责任编辑：张晓燕	0086-10-66113227（发行部）
责任校对：贾　荣	网　　址：www.bkydw.cn
图文制作：边文彪	印　　刷：北京中科印刷有限公司
责任印制：吕　越	开　　本：880 mm × 1230 mm　1/32
出 版 人：曾庆宇	字　　数：91千字
出版发行：北京科学技术出版社	印　　张：6.125
社　　址：北京西直门南大街16号	版　　次：2025年9月第1版
邮政编码：100035	印　　次：2025年9月第1次印刷

ISBN 978-7-5714-4686-4

定　价：58.00元